Innovative Aspekte der klinischen Medizin
Band 2

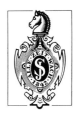

K. M. Koch J. Rosenthal
H. Fleisch P. Scigalla (Hrsg.)

Nephrologie

Neue Aspekte der Therapie
des Nierenkranken

Mit 21 Abbildungen und 24 Tabellen

Springer-Verlag

Berlin Heidelberg New York
London Paris Tokyo
Hong Kong Barcelona
Budapest

Prof. Dr. med. K. M. Koch
Medizinische Hochschule Hannover, Abteilung Nephrologie
Zentrum für Innere Medizin und Dermatologie
Konstanty-Gutschow-Straße 8, W-3000 Hannover, BRD

Prof. Dr. med. J. Rosenthal
Sektion Pharmakotherapie der Universität Ulm
Steinhövelstraße 9, W-7900 Ulm, BRD

Prof. Dr. med. H. Fleisch
Pathophysiologisches Institut der Universität Bern
Murtenstraße 35, CH-3010 Bern, Schweiz

Priv.-Doz. Dr. med. P. Scigalla
Boehringer Mannheim GmbH, Forschung Klinik
Nephrologie/Onkologie, Sandhofer Straße 116
W-6800 Mannheim 31, BRD

ISBN 3-540-54173-X Springer-Verlag Berlin Heidelberg New York

Die Deutsche Bibliothek – CIP-Einheitsaufnahme
Nephrologie: neue Aspekte der Therapie des Nierenpatienten / K. M. Koch ... (Hrsg.). –
Berlin; Heidelberg; New York; London; Paris; Tokyo; Hong Kong; Barcelona;
Budapest: Springer, 1992 (Innovative Aspekte der klinischen Medizin; Bd. 2)
ISBN 3-540-54173-X (Berlin ...)
NE: Koch, K. M. [Hrsg.] ; GT

Satz: Elsner & Behrens GmbH, Oftersheim
Druck und Bindearbeiten: K. Triltsch, Würzburg

19/3130-5 4 3 2 1 0 – Gedruckt auf säurefreiem Papier

Vorwort

Die Nephrologie als interdisziplinäre Fachdisziplin hat sich auch in den letzten Jahren weiter sehr stürmisch entwickelt. Hauptgrund hierfür ist die konsequente Überführung der neuen Erkenntnisse aus der Grundlagenwissenschaft (z. B. Gentechnologie, Immunologie, Labormedizin, Medizintechnik u. a.) in die klinische Medizin. Ein wichtiger aktiver Partner bei der Erarbeitung, Evaluierung und Realisierung der verschiedensten Projekte ist die forschende Pharmaindustrie. Boehringer Mannheim GmbH ist eines der Unternehmen, die einen ihrer Forschungs- und Entwicklungsschwerpunkte im Diagnostik- und Therapeutikabereich auf dem Gebiet der Nephrologie sehen. Resultat dieser Forschungsaktivitäten sind neue innovative Produkte (z. B. rhEPO, das neue Schleifendiuretikum Torasemid, oder der neue Teststreifen zur Messung der Mikroalbuminurie), die zu einer neuen Qualität in der Diagnostik und Therapie führen sollen.

Die auf diesem Symposium vorgetragenen Ergebnisse sind das Resultat klinischer Studien, die in den letzten 2–3 Jahren in vielen europäischen Kliniken durchgeführt wurden. Sie sind das Ergebnis einer fruchtbaren und sich ergänzenden Kooperation zwischen BM GmbH und vielen Klinikern im In- und Ausland. Diese Zusammenarbeit verlief in einer sehr harmonischen und kollegialen Weise. Ein entscheidender Grund hierfür ist die Übereinstimmung aller an diesen Prüfungen Beteiligten in der Zielsetzung, nämlich dem Ziel, wirksame und sichere Präparate zum Vorteil unserer nierenkranken Patienten zu entwickeln.

Ich kann im Namen der Firma Boehringer Mannheim, und vor allem im Namen der Ärzte, die in diesem Unternehmen arbeiten, versichern, daß diese Zielsetzung – Optimierung der Therapie zum Wohl der Patienten – auch in Zukunft unsere Leitlinie für die klinische Entwicklung sein wird. Wir würden uns freuen, wenn auch in Zukunft diese Kooperation zwischen Klinik und forschenden Unternehmen erhalten und weiter ausgebaut werden kann.

Mannheim, im Dezember 1991   *P. Scigalla*

Inhaltsverzeichnis

Verzeichnis der erstgenannten Beitragsautoren

Achhammer, Ingrid, Dr.
Boehringer Mannheim GmbH,
Forschung Klinik,
Herz/Kreislauf,
Sandhofer Straße 116,
W-6800 Mannheim 31

Baldamus, Conrad A., Prof. Dr.
Nephrologische Abteilung,
Universitäts-Klinik Köln,
Josef-Stelzmann-Straße 9,
W-5000 Köln 41

Brodersen, Hans-Peter, Dr.
II. Klinik für Innere Medizin,
Franziskushaus,
Viersener Straße 450,
W-4050 Mönchengladbach

Fischer, Ernst Peter, Priv.-Doz. Dr.
Universität Konstanz,
Universitätsstraße 10,
W-7750 Konstanz

Fleisch, Herbert, Prof. Dr.
Pathophysiologisches Institut,
Universität Bern,
Murtenstraße 35, CH-3010 Bern

Hasslacher, Christoph, Prof. Dr.
Medizinische Klinik, Klinikum
der Universität Heidelberg,
Bergheimer Straße 58,
W-6900 Heidelberg

Kampf, Dieter, Priv.-Doz. Dr.
Klinikum Charlottenburg,
Nephrologie,
Spandauer Damm 130,
1000 Berlin 19

Malluche, Hartmud, Prof. Dr.
Division of Nephrology,
Bone and Mineral Metabolism,
University of Kentucky,
Medical Center, Lexington,
Kentucky, 40536–0084, USA

Raue, Friedhelm, Priv.-Doz. Dr.
Endokrinologie und Stoffwechsel,
Innere Medizin I,
Universität Heidelberg,
Bergheimer Straße 58,
W-6900 Heidelberg

Scigalla, Paul, Priv.-Doz. Dr.
Boehringer Mannheim GmbH,
Forschung Klinik,
Nephrologie/Onkologie,
Sandhofer Straße 116,
W-6800 Mannheim 31

Stein, Günter, Prof. Dr.
Klinik für Innere Medizin,
Friedrich-Schiller-Universität,
Karl-Marx-Allee 101,
O-6902 Jena-Lobeda

Woog, Heinrich, Dr.
Boehringer Mannheim GmbH,
Galenische Entwicklung,
Parenteralia,
Sandhofer Straße 116,
W-6800 Mannheim 31

Die offene Geschichte der Gentechnik

E. P. Fischer

Die Gentechnik, die bald 18 Jahre alt und damit volljährig wird, findet offenbar allmählich die Anerkennung, die ein Kind verdient, das sich bewährt und alle Prüfungen bestanden hat. Im März 1990 veröffentlichte das *Deutsche Ärzteblatt* einen Bericht über die „Medizin der neunziger Jahre" [7] in dem Ärzte und Wissenschaftler zu Protokoll gaben, daß die größte Hoffnung für die Medizin in der Gentechnik liege. Ein konkretes Beispiel für die mögliche Erfüllung solcher Erwartungen liefert die mit gentechnischen Mitteln gelungene Herstellung von Erythropoetin (rhEPO), dessen Qualitäten auf diesem Symposium über neue Aspekte der Therapie von Nierenpatienten verhandelt werden.

Wer die Geschichte der Gentechnik aus deutscher Sicht erzählen will, kommt trotz ihrer unbestreitbaren Erfolge nicht darum herum, über die Ängste und Risiken zu reden, die mit dieser neuen Methode der modernen Biologie verbunden sind. Mit der Rezeption der Gentechnik liegt hierzulande einiges im Argen, was sich schon daran zeigt, daß in vielen Berichten von der „Gentechnologie" geschrieben wird, was zwar als wörtliche Übersetzung aus dem Amerikanischen „gene technology" zu verstehen, trotzdem aber falsch ist, und zwar gleich zweifach, wenn man sehr genau sein will: Sprachlich falsch ist die Verwendung von „Technologie", die ja keine Technik selbst, sondern die Lehre davon meint, und wissenschaftlich gesehen falsch oder zumindest ungenau ist die Verwendung von „Gen". In der *Gen*technik geht es um Moleküle aus der Erbsubstanz DNA (so die international gebräuchliche Abkürzung der Desoxyribonukleinsäure), und ein Stück DNA ist viel weniger als ein Gen. Der Unterschied sollte beachtet werden: Ein Stück DNA ist eine wohldefinierte Struktur, die jeder kennt (die Doppelhelix). Gene dagegen sind viel komplizierter, sowohl ihrer Struktur (Stichwort: Mosaikgene) als auch ihrer Wirkung (Stichwort: Genregulation) nach, wie man u.a. mit Hilfe der Gentechnik gelernt hat. Gene üben viele Funktionen aus, die noch niemand kennt, und wie dieser Begriff genau zu definieren ist, bleibt gerade heute eine schwierige Aufgabe. Nur in sehr eingeschränktem Sinne sind ein DNA-Stück und ein Gen dasselbe, nämlich dann, wenn nur die Information gemeint ist, die in die Struktur eines Proteins übertragen wird (und auch nur dann, wenn diese Information als Einheit vorliegt). Solch ein definierter Abschnitt der Erbsubstanz kann im Rahmen der Gentechnik mit anderen DNA-Stücken im Reagenzglas zusammengesetzt und also rekombiniert werden. Mit der Gentechnik gelingt so eine Rekombination von DNA-Molekülen *in vitro,* die dann in eine Zelle eingefügt und hier *(in vivo)* aktiv werden.

Klassische Genetik

Mit Hilfe der neuen Entwicklung dringt die Genetik zur Zeit in die Klinik vor, und die Wissenschaft von der Vererbung erlebt einen neuen Höhepunkt [5]. Ihre Geschichte hat dreimal sehr unauffällig und leise begonnen, und zwar erst als klassische, dann als molekulare und zuletzt als gentechnische Wissenschaft. Sie ist dabei allerdings immer eindrucksvoller und öffentlicher geworden ist.

Zuerst stellte der Augustinermönch Gregor Mendel im 19. Jahrhundert in der Stille eines abgeschiedenen Klostergartens beim sorgfältigen und eher buchhalterischen Umgang mit Erbsen die Hypothese auf, daß es überhaupt so etwas wie Erbfaktoren gibt. Er nannte sie damals noch „Elemente" und nahm an, daß sie „in lebendiger Wechselwirkung stehen", wie er 1866 schrieb. Ihren heutigen Namen „Gene" bekamen diese Einheiten der Vererbung erst im Jahre 1909 durch den Dänen Wilhelm Johannsen, der eine „exakte Erblichkeitslehre" begründen wollte und das aus dem Griechischen stammende Wort nicht nur wählte, weil es „erzeugen, verursachen, werden" zugleich bedeutet, sondern u.a. deshalb, weil es sich so gut kombinieren ließ. Heute sollten wir Johannsen dafür dankbar sein, da wir es nicht nur leicht mit Begriffen wie Strukturgen, Mosaikgen und Regulatorgen haben, sondern auch ohne Probleme von Gendiagnostik, Gentherapie oder eben Gentechnik reden können, für die es inzwischen sogar ein Gengesetz gibt[1].

Mendels Ergebnisse – die Regeln der Vererbung – blieben zunächst ohne jeden Nachhall. Erst an der Wende zu unserem Jahrhundert kamen die Biologen auf seine Beobachtungen zurück, und sie errichteten in der Folgezeit das Gebäude der klassischen Genetik, das in der Öffentlichkeit nicht weiter beachtet wurde. Die traditionelle Analyse der Vererbung, die sich v.a. mit Fliegen *(Drosophila melanogaster)*, Pilzen *(Neurospora crassa)* und Mais abspielte, beschäftigte allein die Genetiker, und selbst in der Medizin spielte sie keine Rolle. Diese frühe Form der Wissenschaft von der Vererbung erreichte ihre Grenzen etwa zu der Zeit, als der 2. Weltkrieg begann. Die Genetiker dieser Zeit konnten viel über Chromosomen und Kopplungsgruppen erzählen, sie kannten die Rekombination und das Crossingover, sie erzählten von Meiose und Mitose, sie unterschieden Metaphase und Interphase und vieles mehr, aber die Natur des Gens selbst blieb ihnen verborgen, solange sie mit ihren Fliegen, Pflanzen und Insekten arbeiteten. Verstanden hatte man nur, daß Gene irgendwelche Strukturen in der Zelle sein mußten, die von Röntgenstrahlen getroffen werden können. Und verstanden hatte man auch, daß sie kleiner waren als die gerade noch im Mikroskop sichtbaren Chromosomen. Die Gene mußten aber auf den Chromosomen liegen. Sie schienen hier aufgereiht zu sein wie Perlen auf einer Kette.

---

[1] In den 60er Jahren gab es Versuche, den Begriff „Gen" abzuschaffen, als sich herausstellte, daß man zwar im Experiment eine Einheit der Vererbung definieren konnte (durch sog. Komplementationsgruppen), daß man aber die ursprünglich damit identisch gedachten Einheiten der Rekombination und der Mutation davon unterscheiden mußte. Damals wurde vorgeschlagen, statt von einem „Gen" von den Größen „Cistron", „Recon" und „Muton" zu sprechen, was sich – zu unserem Glück – offensichtlich nicht durchgesetzt hat, und zwar schon allein aus sprachlichen Gründen.

Molekulargenetik

Der Natur des Gens kann man erst auf die molekularen Schliche, nachdem gezeigt werden konnte, daß auch winzige Mikroorganismen wie Bakterien und deren Viren Gene haben und ihr genetisches Material austauschen können. Damit wurde in den 40er Jahren der heutigen Molekularbiologie der Weg bereitet, deren Wiege – wenn man die Geschichte auf einen Punkt bringen will – in einem kleinen Laboratorium in Nashville/Tennessee stand, in dem ein Deutscher und ein Italiener – Max Delbrück und Salvatore Luria – zeigten, daß es bei Bakterien und ihren Viren – den sog. Bakteriophagen – zu Mutationen kommen kann, deren Häufigkeit zudem experimentell zugänglich wurde. Auf diese Weise konnte man mit Mikroorganismen Genetik treiben, was durch die kurze Generationszeit der Bakterien den Fortgang der Genetik ungeheuer beschleunigte (s. z. B. [3]).

Mit Hilfe der Mikroorganismen konnte auch die Frage nach der biochemischen Natur des Gens in ein scharfes Licht getaucht werden, genauer gesagt, konnte man sie mit der Lampe der damals neuen Wissenschaft mit Namen „Biochemie" beleuchten, denn die Bakteriophagen bestanden nur aus 2 Komponenten, die zudem einigermaßen gut charakterisiert waren. Diese Anteile werden heute in jedem Schulbuch als Grundsubstanzen des Lebens erwähnt, nämlich die *Proteine* und die *Nukleinsäure* mit der einfachen Abkürzung DNA. Kurz nachdem dann zu Beginn der 50er Jahre der Beweis gelungen war, daß die DNA der Stoff ist, aus dem die Gene bestehen, gelang der spektakulärste Durchbruch der Molekularbiologie, die Entdeckung der Doppelhelix durch Francis Crick und James D. Watson. Spektakulär an dieser Einsicht waren u.a. die Konsequenzen, denn die Struktur wies sofort einen Weg, um wenigstens im Prinzip eines der Grundprobleme des Lebens verstehen zu können, wie nämlich die Verdopplung der Erbsubstanz erfolgt.

Mit der Doppelhelix wurde die Genetik zum ersten Mal öffentlich bekannt, und zwar aus 2 Gründen:

- Zum einen gab es da eine eher persönliche Seite, womit genauer der biographische Bericht gemeint ist, den Watson über seinen Beitrag zu der Doppelhelix geschrieben hat und der viele Leser schockierte, weil er zeigte, daß es im Alltag der Wissenschaft nicht nur um Logik, Fleiß und Scharfsinn geht, sondern daß da auch Ehrgeiz, Geld und nette Mädchen mitspielen.
- Die Molekularbiologie wurde aber auch deswegen berühmt, weil mit der Doppelhelix eine herrliche Struktur im Zentrum der Vererbung stand und der genetische Code das „Rätsel des Lebens" zu einem spannenden Puzzle werden ließ, das in vielen bunten Bildern illustriert werden konnte.

Nach dem Rausch folgt oft eine Ernüchterung; die Genetik bildet da keine Ausnahme. Als nämlich der genetische Code in den 60er Jahren entschlüsselt werden konnte, führte dies zunächst dazu, daß die Aufregung um die Genetik erlahmte. Die Erforschung der Bakterien und Phagen zumindest schien keine Aussichten mehr für die Zukunft zu bieten, und am Ende der 60er und zu Beginn der 70er Jahre verließen viele Forscher dieses Gebiet. Sie rieten auch ihren

Studenten, ihr Glück besser woanders zu suchen, etwa in der Neurobiologie oder der Immunologie. Das Rätsel der Vererbung schien gelöst, und die Beschäftigung mit Bakterien drohte langweilig zu werden.

Die Entdeckung der Werkzeuge

So läßt sich verstehen, warum der Anfang der Gentechnik, der just in diese Zeit fällt, unter Ausschluß selbst der wissenschaftlichen Öffentlichkeit stattfinden mußte. (Es gibt viele Punkte, die ein Historiker als Ursprung der Gentechnik definieren könnte. Wir beschränken uns hier der Übersicht wegen auf einen von ihnen. Ein umfassende Geschichte der Gentechnik wäre erst noch zu schreiben).

Der Schweizer Werner Arber arbeitete damals an der berühmten Stanford-Universität, und zwar immer noch mit Bakterien und Phagen, weil ihn ein altes Problem beschäftigte, von dem er nicht lassen wollte. Mit Phagen war – wie erwähnt – in den 50er Jahren der Beweis gelungen, daß Gene aus DNA bestehen. Das entscheidende Experiment hatte gezeigt, daß Phagen als Kombination aus DNA und Protein ein Bakterium angreifen und in der gleichen Mischung wieder daraus austreten. Zwischendurch allerdings durchlaufen sie ein Stadium, in dem sie nur aus DNA bestehen. Aus (Protein + DNA) wird DNA und daraus wieder – mit bakterieller Hilfe – (Protein + DNA). Damit konnte man schließen, daß die DNA für Proteine sorgt und beide zusammen dann eine biologische Einheit bilden.

In mehreren Versuchen war nun beobachtet worden, daß einige Phagen zwar in Bakterien eindringen, anschließend aber nicht mehr austreten. Arber wollte dieser sog. Restriktion des Wachstums auf den Grund gehen. Er vermutete, daß dabei etwas mit der DNA der Phagen passierte. 1969 wußte er auch, was es war. Die Vermehrung der Phagen konnte deshalb nicht mehr stattfinden, weil ihre DNA im Inneren der Bakterien zerstückelt worden war. Arber ging der Zerlegung auf den molekularen Grund und stellte fest, daß einige Proteine der Bakterien für diesen Abbau sorgten (s. [4]). Sie wurden Restriktionsenzyme genannt, weil sie für die Begrenzung – Restriktion – des Wachstums sorgten. Damit waren zwar die heute so berühmten und begehrten Werkzeuge der Gentechnik entdeckt, aber noch wollte niemand etwas von ihnen wissen.

Als Arber seinen Restriktionsmechanismus und die entsprechenden Enzyme nämlich in einem Seminar vorstellen wollte, erschien kein Zuhörer. Die Veranstaltung mußte ausfallen. Dies wird verständlich, wenn man sich überlegt, was Arber zunächst nur anzubieten hatte – zerschnittene Gene; was sollte man – so fragte sich die Kollegen – mit diesen DNA-Bruchstücken schon anfangen? Das Interesse an diesen Fragmenten stieg erst, nachdem es gelungen war, einzelne Schnittstellen genauer, – d. h. im molekularen Detail, zu betrachten. Dabei stellte sich heraus, daß die Schneideenzyme den Doppelstrang aus DNA nicht einfach durchtrennen. Sie sorgen vielmehr dafür, daß an den Angriffsstellen winzige Einzelstränge zurückbleiben, die natürlich auch wieder verschweißt werden können. Was es hier – mit anderen Worten – gab, waren klebrige Enden („sticky ends"), an denen man irgendwelche DNA-Fragmente oder Gene zusammenleimen konnte; damit öffnete sich das Tor zur Rekombination der DNA.

Die Gentechnik

Die Molekularbiologie hatte ja längst gesehen, daß in allen Zellen des Lebens – chemisch gesehen – derselbe Faden des Lebens gefunden wird. Die Enzyme, die bald vermehrt aus Bakterien und anderen Zellen isoliert werden konnten, schneiden nackte DNA-Fäden durch und versehen sie mit denselben klebrigen Enden, unabhängig davon, aus welchen Quellen sie stammen – ob aus Apfelsinen oder Fliegen, ob aus dem Schwein oder einem Grippevirus. Und also konnte man DNA aus Bakterien mit DNA aus Mäusen rekombinieren oder DNA aus Viren mit DNA aus Weizen oder DNA aus menschlichen Zellen mit DNA aus Hefe.

Der Beweis, daß man dies tatsächlich konnte, gelang in einem historischen Experiment, das 1973 veröffentlicht wurde [8]. Die Amerikaner Stanley Cohen, Annie Young, Herbert Boyer und Robert Helling zeigten, daß ein neu zusammengesetztes Stück DNA – rekombinierte DNA eben – nicht nur ein chemisches Konstrukt in einem Reaganzglas bleibt, sondern in eine Zelle eingeschleust werden kann und hier funktioniert. Rekombinierte DNA – so zeigte der Versuch - ist biologisch wirksam.

In diesem ersten Schritt war allerdings nur DNA aus einem Bakterium mit DNA aus einem anderen Bakterium kombiniert worden; hier löste sich ein Grundproblem der Gentechnik fast wie von selbst. Gemeint ist die Aufgabe, die neue oder fremde DNA, die zunächst im Reagenzglas als nacktes Riesenmolekül vorliegt, in die Zelle zu bringen, in der sie aktiv werden soll. Bei Bakterien reichen nun ein paar einfache chemische Tricks aus, um ihre Zellhüllen auch für größere Moleküle durchlässig zu machen. Schwieriger sieht dies bei spezialisierten Zellen aus höherentwickelten Lebewesen aus. Hier müssen Viren eingesetzt werden, denen zunächst das neue Gen eingefügt wird, um die rekombinierte DNA als sog. Vektoren in die anvisierte Zelle zu schmuggeln und dort auch im Genom zu integrieren.

Doch schon im Jahr nach dem historischen Experiment – also 1974 – gelang es, die ersten geeigneten Vektoren dafür zu finden, und bald konnten zudem erste DNA-Abschnitte oder Gene aus Insekten und Wirbeltieren rekombiniert und in die Chromosomen anderer Zellen eingebaut werden. Es war klar, daß es nicht mehr lange dauern konnte, bis Gene aus Säugetieren oder menschliche DNA an der Reihe waren, was dann tatsächlich bald der Fall wurde. Mit anderen Worten, in der Mitte der 70er Jahre eröffneten sich riesige Möglichkeiten der Gentechnik; sie konnte DNA scheinbar ohne Grenzen rekombinieren und Gene über natürliche Schranken hinweg bewegen. Dies ging den Wissenschaftlern nun selbst zu schnell. Ganz offensichtlich konnten nun auch sehr riskante Experimente und gefährliche Kombinationen durchgeführt werden. Schließlich gab es z. B. pathogene Tierviren, die natürlich auch entsprechend wirkende Gene enthielten; konnten nun in ansonsten harmlose Bakterien eingebaut werden und sich anschließend mit deren Hilfe verbreiten. Die Biologen hatten Sorge, daß es zu der unkontrollierten Ausbreitung neu kreierter pathogener Stämme kommen könnte, und sie beschlossen daher unter der Führung von Paul Berg, erst einmal eine Art Denkpause einzulegen. Man traf sich, um die aufgetauchten Fragen miteinander zu besprechen, um Sicherheitsmaßnahmen zu verabreden und um festzulegen, welche Experimente nicht erlaubt sein sollten.

Sicherheitsmaßnahmen

Damit zeigten die Biologen genau die Lernfähigkeit, auf die der Physiker und Philosoph Carl Friedrich von Weizsäcker gehofft hatte, als er 1969 in einem Aufsatz „Die Rolle der Wissenschaft" beschrieb [13]:

> Die Biologen haben heute noch die Möglichkeit, anders als vor einer Generation die Physiker, sich nicht von den Auswirkungen ihrer Erkenntnisse überraschen zu lassen, sondern diese rechtzeitig zu bedenken und über das öffentliche Bewußtsein auf ihre Kontrolle hinzuwirken.

Die geplante Konferenz fand 1975 im kalifornischen Asilomar statt, und hier wurden u. a. folgende Experimente diskutiert:

- der Einbau von Toxingenen in Bakterien,
- die Veränderungen des Wirtsbereichs für Bakterien,
- die Einfügung von Genen in Bakterien, die ihre Resistenz Medikamenten gegenüber ändern,
- die Klonierung von DNA aus tierischen Viren,
- die Verbreitung von Plasmiden, die Antibiotikaresistenz vermitteln,
- der zufällige Einbau von DNA aus höheren Organismen in niedere Organismen,
- die Verwendung von tierischen Viren als Vektoren.

Ein Resultat der Konferenz bestand darin, Richtlinien für den sicheren Umgang mit rekombinierter DNA aufzustellen, die dann auch im Jahre 1976 zustande kamen, und zwar durch die amerikanische Gesundheitsbehörde, die National Institutes of Health (NIH). Physikalische und biologische Maßnahmen zur Eindämmung der Gefahr wurden vorgeschrieben, wobei v. a. Wert auf die sog. Sicherheitsstämme gelegt wurde, die als Träger der rekombinierten DNA in Frage kamen und dadurch definiert waren, daß sie außerhalb der Kulturschalen im Laboratorium keine Überlebenschance haben. Gänzlich verboten wurden z. B. Versuche mit DNA, die aus bekanntermaßen hochgefährlichen Krankheitserregern stammten.

Die Versuche mit rekombinierter DNA wurden in 4 Klassen eingeteilt:

- Auf der niedrigsten Gefahrenstufe fanden sich Versuche mit DNA-Molekülen, die ausschließlich aus Bakterien stammen. Davon sollte keine größere Gefahr ausgehen als von herkömmlichen mikrobiologischen Arbeiten.
- Auf der zweiten Stufe standen Experimente mit der Neukombination von DNA aus Viren, von denen bekannt war, daß sie bei Tieren Krankheiten hervorrufen. Möglicherweise entstehen dabei Bakterien, gegen die es keine natürliche Abwehr gibt.
- Auf die dritte Gefahrenstufe stellte man Experimente mit rekombinierter DNA aus höheren Tieren. Man befürchtete, daß in ihren Genen sog. „kryptische" Gene verborgen sein könnten, in denen Information von Viren steckt, die pathogen auf Menschen wirken und die nach Einbringen in die bakterielle DNA ihre Wirkung freisetzen könnten.

– Zu der höchsten Klasse – die als unzulässig verbannt wurde – zählten Experimente mit DNA-Molekülen aus stark pathogenen Organismen wie etwa Krebsviren oder Pflanzen, die Gifte produzieren.

Ein weiteres Resultat der Konferenz von Asilomar war allerdings auch der ausdrückliche betonte Entschluß, die Neukombination von DNA-Molekülen auf jeden Fall fortzusetzen, und zwar wegen der vielen günstigen Aussichten, die die Anwendung der Gentechnik für eine Vielzahl wissenschaftlicher, medizinischer und (land)wirtschaftlicher Aufgabestellungen bot und bietet. Wie richtig diese Einschätzung war, kann etwa am Beispiel der Krebsforschung verdeutlicht werden. Mit Hilfe der Gentechnik wurden auf diesem Sektor in den letzten 10 Jahren mehr Fortschritte erzielt als in den 100 Jahren zuvor. Onkogene konnten ebenso identifiziert werden wie Gene, die helfen, Tumoren zu unterdrücken. Man kam der Bildung von Metastasen auf den genetischen Grund und vieles mehr.

Diese positive und sich immer besser bewährende Entscheidung der Konferenz zur Fortsetzung der Gentechnik wird leider kaum zur Kenntnis genommen, denn – wie häufig – beherrschen negative und gefährliche Aspekte die Schlagzeilen, weil sie den größten Unterhaltungswert liefern.

Die Folgen der Gentechnik

Mit der Konferenz von Asilomar erwachte in den USA endgültig das Interesse einer breiteren Öffentlichkeit an der Genetik. In den amerikanischen Medien wurden offen Bedenken geäußert, daß die Richtlinien nicht ausreichen, um mögliche Gefahren der neuen Technik zu beherrschen. Auch bildete sich – unter anderem – eine „Koalition für verantwortungsvolle Genforschung", die unüberhörbar Argumente gegen die Rekombination von DNA im Reagenzglas vortrug.

Bevor diese Gründe vorgestellt werden, eine Bemerkung zu der damaligen Situation in Deutschland. Natürlich hatten auch die Wissenschaftler bei uns bemerkt, welch ein Präzisionswerkzeug ihnen da in die Hand gefallen war, und natürlich war auch die Industrie nicht untätig geblieben. Die Firma Boehringer Mannheim z. B. hatte 1974 ein neues Werk im oberbayerischen Penzberg errichtet, das mit moderner Biotechnik arbeiten sollte. Schon wenige Jahre später wurde hier erfolgreich mit der Gentechnik operiert. Inzwischen kann man bei Boehringer Mannheim auf mehr als ein Dutzend Jahre Erfahrung mit rekombinierter DNA zurückblicken, und rund 100 Produkte werden in Penzberg gentechnisch bereitet [9].

Die Fachwelt bei uns war also Mitte der 70er Jahre längst tätig geworden, aber die breite Öffentlichkeit konnte zunächst noch niemand mit Gentechnik locken. In Deutschland ist das Interesse an den neuen Möglichkeiten der Biologie erst erwacht, als 1978 in England das erste sog. Retortenbaby geboren wurde. Diese eher zufällige Verbindung hat dafür gesorgt, die öffentliche Darstellung hierzulande nachhaltig zu verwirren. Seit dieser Zeit werden Gentechnik und Reproduktionsmedizin nämlich allzu schnell in einen Topf geworfen, was einer Diskussion nicht förderlich sein kann.

Wenn es einmal gelingt, sich dabei auf die Gentechnik zu konzentrieren, tauchen in Deutschland auch heute noch die amerikanischen Argumente aus dem Jahre 1976 auf, weshalb es sich lohnt, einen Blick darauf zu werfen. Man scheint nur sie und nicht die gleichzeitig abgehandelten Gegenpositionen zur Kenntnis zu nehmen.

Im wesentlichen nannten die „Koalition für verantwortungsvolle Genforschung" damals 3 Argumente gegen den Einsatz der Gentechnik [1]:

1) Die Gesamtheit des natürlichen Genbestandes auf der Erde ist ein unveräußerliches Erbe. Wir dürfen nicht die genetischen Schranken überschreiten, die Arten voneinander trennen und ihre Besonderheit schützen.

2) Gentechnik ist gefährlich, und zwar sowohl kurzfristig als auch langfristig. Kurzfristig können Unfälle im Laboratorium entstehen, und langfristig können zum einen neue Belastungen für die Umwelt entstehen und zum anderen Menschen unter dem Vorwand der Gentherapie manipuliert werden.

3) Der Nutzen der Gentechnik ist gering – die Medikamente und Nahrungsmittel, die wir haben, reichen längst aus; Krankheiten haben häufig eher soziale Ursachen, die von der Gentechnik nicht beeinflußt werden; die Risiken sind unabsehbar.

Natürlich blieben solche Thesen nicht ohne Reaktion und die Antworten an die Kritiker sahen in aller Kürze so aus [10]:

1) Das erste Argument hat nur Gültigkeit im theologischen Zusammenhang der jüdisch-christlichen religiösen Überlieferung. Da Gott allem Anschein nach es zugelassen hat, daß der natürliche Genbestand auf der Erde sich im Verlauf der Entwicklungsgeschichte veränderte und auch die aus der Jungsteinzeit durch den Menschen erfolgten Eingriffe hingenommen hat, würde die These vom Genbestand als unveräußerlichem Erbe der Theodizee nur ein weiteres Paradoxon hinzufügen.

Es dürfte sicherlich möglich sein, ein rationales Argument dafür zu finden, warum ein gläubiger Jude, Christ oder Moslem nicht mit rekombinierter DNA experimentieren darf. Auf der weltlichen Ebene ist die Behauptung vom unveräußerlichen Genbestand und dem Verbot des Überschreitens der Artschranke irrational.

2) Natürlich sind Laborunfälle möglich, aber darum geht es ja gerade, die Gefahren abzuschätzen und einzudämmen, was ja auch auf überzeugende Weise gelungen ist. Außerdem wird die Umwelt durch die Gentechnik zunächst einmal entlastet, was sich an vielen Beispielen nachrechnen läßt; dies geschieht grundsätzlich dadurch, daß sich mit ihrer Hilfe die Produktion den natürlichen Mechanismen anpaßt. Was nun die langfristigen Gefahren angeht, so bleiben sie vage und anonym, während der Nutzen sehr deutlich vor Augen tritt und z. B. konkrete Menschen betrifft. Wer sich mit der Begründung, die Rekombination von DNA könne eines Tages mißbraucht werden, ihrer Weiterentwicklung für Zwecke der Diagnostik, Prophylaxe und Therapie bei der medizinischen Genetik widersetzt und darauf verweist, es stünden „andere Richtungen" offen, läßt nur den Mangel an wahrem Mitgefühl für und an Sorge um lebende Menschen erkennen, der für viele Gegner der Gentechnik so charakteristisch ist.

3) Selbst wenn die Beobachtung zutrifft, daß wir schon hinreichend mit Medikamenten versorgt sind – was sicher bezweifelt werden kann –, dann bleibt das
   Argument unredlich, denn man kann nicht gleichzeitig behaupten, die Gefahr
   sei *un*vorhersehbar groß und der Nutzen absehbar gering.

Für den eigentlichen Schaden in der öffentliche Debatte haben 2 Biochemiker
gesorgt, die meinten, 2 unbedachte Warnungen laut und immer lauter verkünden
zu müssen: zuerst George Wald und in seinem Gefolge Erwin Chargaff. Ihre
zentralen Thesen, die nur auf eine Verbreitung von Angst hinauslaufen konnten,
lauten knapp und deutlich:

1) Mit der Gentechnik entstehen neue Lebensformen; diese können nicht zurück-
   gerufen werden, und sie richten irreparablen Schaden an der Natur an.
2) Die Gentechnik entwickelt sich in Analogie zur Kerntechnik, die zu Atombom-
   ben und Kernkraftwerken geführt hat.

Diese Argumente kann man in Deutschland immer noch hören, obwohl bereits vor
mehr als 10 Jahren erklärt wurde, daß nicht erst seit der Gentechnik neue
Lebensformen in die Natur entlassen werden, daß diese neuen Lebensformen
natürlich der Evolution unterliegen, die ein ausgeglichenes Genom bevorzugt und
durch diese Selektion die Gefahr gegenstandlos wird. Und die Analogie zur
Kerntechnik ist natürlich völlig falsch. Nicht nur, daß die Physiker damals im
Krieg arbeiten und ihre Ergebnisse geheimhalten mußten; darüber hinaus liegt die
richtige Analogie zur Entwicklung der Gentechnik in der Beherrschung der
Infektionskrankheiten, die nicht möglich geworden wäre, wenn man den Umgang
mit pathogenen Organismen unterlassen hätte. Der Bakteriologe Bernard Davies
schrieb damals völlig zu Recht [2]:

> „Gefährlich sind nicht neuartige pathogene Organismen, gefährlich sind Versuche, die
> Öffentlichkeit zu ermutigen, absolute Sicherheit zu verlangen".

Die Entwicklung der Gentechnik

Wir wollen im folgenden die Entwicklung skizzieren, die die Gentechnik seit dem
Ende der 70er Jahre genommen hat, nachdem die erwähnten Argumente
ausgetauscht worden waren. (Weitere Stationen finden sich in der Zeittafel im
Anhang). Das nächste Jahr – 1977 – hat es nämlich in sich, sowohl hinsichtlich der
wissenschaftlichen als auch der wirtschaftlichen Seite. Beginnen wir mit der
Wirtschaft:
   Noch 1977 kam es zu ersten Gründung eines Unternehmens, das sich mit
Gentechnik befaßt; es handelt sich um die inzwischen berühmte Firma Genentech
in Kalifornien, an der sich auch Herbert Boyer beteiligte, der zu dem historischen
Experiment von 1973 wesentlich mit beigetragen hat. Genentech ging 1981 an die
Börse, und im Jahre 1990 wurde sie verkauft. Der Schweizer Chemie- und
Pharmakonzern Roche Holdings Ltd. bot 2,1 Mrd. Dollar für eine 60%-Mehrheit
der Genentech Inc. an, und im Juni 1990 stimmten die Aktionäre dem Aufkauf
zu.

Was die *Wissenschaft* angeht, so entdeckten ebenfalls 1977 die Molekularbiologen, daß die Gene in höheren Organismen gar keine strukturelle Einheit sind und aus einem Stück bestehen, die Gene sind vielmehr mosaikartig zusammengesetzt, wobei kodierende Abschnitte mit stummen Sektionen abwechseln, die zum Teil viel länger als die informativen Bereiche sind und deren Funktion immer noch große Rätsel aufgibt. Wichtig für diesen Zusammenhang ist die Beobachtung, daß damit das Ende der einfachen Idee erreicht ist, derzufolge Gene ein Stück auf der DNA sind. Gene sind keine DNA, sie bestehen nur daraus. Etwas provozierend ausgedrückt: Es gibt gar keine Gene. Gene *sind* nicht, Gene *werden* nur. Gene müssen erst entstehen, wenn eine Zelle wächst und reift. Genstücke können dabei verschoben und neu arrangiert werden, und es ist diese Beweglichkeit, die sie vermutlich dazu befähigt, das Leben in Gang zu bringen [4].

Ebenfalls im Jahre 1977 wurde ein Weg entdeckt, lange Abschnitte auf der DNA zu sequenzieren. Die Schrift des Lebens wurde damit im Detail lesbar. Sechs Jahre später wurde die Sequenz des Phagen Lambda veröffentlicht, die aus knapp 50000 Basen besteht, das wären etwa so viele Buchstaben, wie der Text dieses Beitrags enthält. Die Methoden und Kosten des Sequenzierens konnten so verbessert werden, daß einige Wissenschaftler daran denken, das menschliche Genom mit seinen über 3 Mrd. Buchstaben zu lesen und aufzuschreiben [12]. Eine entsprechende Organisation – mit dem ansprechenden Namen HUGO (Human Genome Project) – gibt es schon; sie sammelt fleißig Geld. Man rechnet aber nicht damit, noch in diesem Jahrtausend fertig zu werden. (Zum Verständnis der großen Zahl: Eine eng bedruckte Buchseite mit 40 Zeilen und rund 75 Buchstaben pro Zeile hat 3000 Buchstaben pro Seite; 1000 Seiten machen ein Buch, und 1000 Bücher eine Bibliothek. Eine Solche Bibliothek müßte für jeden von uns eingerichtet werden).

Noch Ende der 70er Jahre wurden die Richtlinien der NIH gelockert, und 1990 entstand die erste Industrieanlage, in der gentechnisch gewonnenes Insulin hergestellt werden konnte. 1981 konnte die Sichelzellenanämie als erste Erbkrankheit pränatal direkt auf der Genebene diagnostiziert werden. Im diesem Jahr gab in Deutschland der Bundesminister für Forschung und Technologie endlich gültige „Richtlinien zum Schutz vor Gefahren durch in vitro neukombinierte Nukleinsäuren" bekannt, aber er kam damit wieder etwas spät, denn bereits im kommenden Jahr wurden die HIH-Richtlinien noch weiter gelockert; in den USA wurde sorgar der Vorstoß unternommen, die Befolgung der stark reduzierten Richtlinien auf eine freiwillige Basis zu stellen (was allerdings abgelehnt wurde).

1983 unternahm schließlich die WHO eine neue Bewertung des Risikos, nachdem es eine 10jährige Erfahrung im Umgang mit der Gentechnik gab. Ausdrücklich wurde festgestellt:

> There are no unique or specific safety risks associated with recombinant DNA work (genetic engineering). The risks are no greater than those associated with work with known pathogens and do not necessitate special laboratory design or practice [6].

Übereinstimmend schätzt man das Risikopotential heute wesentlich geringer ein als vor 15 Jahren. Weder in der Forschung noch in der Produktion wurden grundsätzlich unerwartete oder quantitativ neue Risiken gefunden. Der Transfer von DNA-Stücken wurde inzwischen als natürlicher Vorgang erkannt, der für die Evolution von Bedeutung ist. Und das ausgearbeitete Konzept der biologischen Sicherheitsmaßnahmen hat sich als zuverlässig erwiesen [11].

In der Bundesrepublik Deutschland gibt es seit dem Sommer 1990 ein Gesetz zur Gentechnik. Das Gesetz übernimmt dabei 2 Aufgaben: es schützt und fördert. Es *schützt* das Leben und die Gesundheit von Menschen, Tieren, Pflanzen und die übrige Umwelt vor möglichen Gefahren. Es fördert zugleich aber auch die Gentechnik, indem es den rechtlichen Rahmen für Erforschung, Entwicklung, und Nutzung der wissenschaftlichen und technischen Möglichkeiten schafft. Gentechnische Versuche müssen bei einer „Zentralen Kommission für biologische Sicherheit" angemeldet werden, in denen 10 sachverständige und 5 sachkundige Vertreter sitzen, die vom Bundesminister für Jugend, Familie, Frauen und Gesundheit berufen werden.

Die Gentechnik hat damit ihren Rahmen, aber ihre Geschichte bleibt natürlich offen. Ihre Bilanz fängt jetzt erst an, Erfolge aufzuweisen. In der Medizin ist die somatische Gentherapie auf ihrem Weg und immer mehr Gene für Erbkrankheiten werden identifiziert (Mukoviszidose, Neurofibromatose), Impfstoffe können mit erheblich verbesserter Sicherheit angefertigt werden, in der Landwirtschaft können Gene in Pflanzen eingefügt werden, die Resistenz gegen Pilze vermitteln und weniger Pestizide erfordern, in gesellschaftlicher Hinsicht hilft der genetische Fingerabdruck in Mordprozessen und bei Einwanderungsgesuchen, und vieles mehr. Eigentlich gäbe es Grund, stolz zu sein. Aber stolz zu sein auf die Ergebnisse der Wissenschaft, das haben wir in Deutschland bislang noch nicht geschafft.

Anhang

Zeittafel zur Gentechnik

1970   Isolierung des ersten Restriktionsenzyms, das DNA-Moleküle an spezifischen Stellen schneidet.

1972   Mit Hilfe einer Ligase können DNA-Fragmente zum ersten Mal neu kombiniert werden. (Die USA und die UdSSR unterzeichnen eine Konvention über biologische Waffen).

1973   Das historische Experiment, in dem fremde DNA in ein Plasmid eingebaut wurde. Die chimären Plasmide konnten in Bakterien geschleust werden und dort ihre Funktion erfüllen. Damit gab es die technischen Möglichkeiten, jedes Gen in Bakterien zu klonieren.

1973   Im selben Jahr noch wurden in den USA öffentlich Bedenken geäußert. Neuartige Mikroorganismen könnten entstehen, die potentiell gefährlich sind.

1974   Gene von Insekten und Wirbeltieren werden zum ersten Mal in Bakterienkulturen fortgepflanzt; Aufruf zu einem weltweiten Moratorium für bestimmte Arbeiten mit der Gentechnik.

1975   In Großbritannien werden in einem Bericht an die Regierung Sicherheitsvorkehrungen für Laboratorien, die Gentechnik einsetzen, gefordert.

1975   Auf einer internationalen Konferenz in Asilomar (Kalifornien) werden Richtlinien gefordert, mit denen die gentechnischen Versuche zu reglementieren sind. Sichere Bakterien und Plasmide die sich außerhalb eines Laboratoriums nicht ausbreiten können, sollen entwickelt werden.

1976   Die National Institutes of Health (NIH) verabschieden erste Richtlinien, mit denen der Einsatz der Gentechnik eingeschränkt wird. In der amerikanischen Öffentlichkeit werden Bedenken laut, daß die Richtlinien nicht ausreichen. Öffentliche Anhörungen in Cambridge und Princeton. Die *New York Times* fordert, die Verleihung des Nobelpreises für die Entwicklung der Gentechnik zu verhindern. Eine „Coalition for Responsible Genetic Research", die die Gentechnik verhindern will, bildet sich!

1977   Gründung der ersten Firma, die sich mit der Gentechnik befaßt (Genentech in Kalifornien). Erklärtes Ziel: Medikamente gentechnisch herzustellen. (Die Firma floriert, inzwischen als Teil eines Pharmakonzerns. Seit 1981 ist sie an der Börse).

1977   Herstellung des ersten rekombinierten DNA-Moleküls, das Säuger-DNA enthält; Entdeckung der Mosaikgene (Exon und Intron); Entwicklung von Verfahren zur schnellen Sequenzierung langer DNA-Abschnitte.

1978   Somatostatin wird als erstes menschliches Hormon mit Hilfe der Gentechnik hergestellt. Das erste extrakorporal befruchtete Kind kommt in England zur Welt.

1979   Die NIH-Richtlinien werden gelockert. Dadurch kann auch DNA aus Viren rekombiniert werden.

1980   Die erste Industrieanlage in der gentechnisch gewonnenes Insulin hergestellt werden soll wird gebaut. Die Kommerzialisierung der Gentechnik beginnt.

1981   Experimente, bei denen Gene in Laborstämmen von *E. coli* und Hefe kloniert werden, fallen nicht mehr unter die Richtlinien der NIH. Die Sichelzellenanämie läßt sich als erste Erbkrankheit pränatal direkt auf Genebene charakterisieren.

1981   Der Bundesminister für Forschung und Technologie gibt die „Richtlinien zum Schutz vor Gefahren durch in vitro neukombinierte Nukleinsäuren" bekannt.

1982   Die NIH-Richtlinien werden nochmals gelockert: ein Vorstoß, die Befolgung der Richtlinien auf freiwillige Basis zu stellen, setzt sich nicht durch.

1982   Züchtung von Supermäusen mit doppeltem Normalgewicht aus manipulierten Eizellen, denen das klonierte Gen für das Wachstumshormon der Ratte injiziert worden war. Die Eizellen wurden dann reimplantiert.

1982   Gentechnisch hergestelltes Human-Insulin („Humulin") kommt auf den Markt. Ein Krebsgen aus menschlichen Blasenzellen wird isoliert und in Bakterien kloniert. Das Krebsgen unterscheidet sich von seinem normalen Gegenstück nur um eine einzige Base.

1983   Die DNA-Sequenz des Bakteriophagen Lambda wird veröffentlicht: Eine Folge aus 48 502 Basen.

1985   Der genetische Fingerabdruck wird (mit Hilfe sog. RFLPs) möglich. (Er ist seit 1990 in Deutschland als Beweismittel vom Bundesgerichtshof zugelassen). Unruhe über Krebsgene am Pasteur-Institut in Paris, die aber nicht zu Lasten der Gentechnik geht.

1987   Der Deutsche Bundestag berät über „Chancen und Risiken der Gentechnologie"; die Grünen sprechen sich als einzige Partei gegen eine Nutzung der Gene aus.

1988   Das Projekt zur Sequenzierung der menschlichen DNA (Human Genome Project HUGO) wird in den USA ernsthaft ins Auge gefaßt (über 3 Mrd. Basen); die Europäische Gemeinschaft berät das Forschungsprogramm „Prädiktive Medizin"; in Deutschland schlagen „zornige Viren" zu.

1989   Die amerikanische Gesundheitsbehörde erteilt die Genehmigung, Menschen mit gentechnisch veränderten Zellen zu behandeln (Vorstufe zur Gentherapie).

1990   Ein Gesetz zur Gentechnik passiert Bundestag und Bundesrat. Es ist als Fördergesetz konzipiert. Das „Human Genome Project" nimmt Gestalt an. Der erste Versuch zur Gentherapie wird in den USA unternommen. Das Gen für die Mukoviszidose wird identifiziert.

Literatur

1. Cavalieri LF (1976) The double-edged helix: Science in the real world. Wily, New York
2. Davies B (1977) Debate on recombinant DNS research. Chem Engin News May:42
3. Fischer EP (1987) Das Atom der Biologen. Piper, München
4. Fischer EP (1988) Gene sind anders. Rasch & Röhring, Hamburg
5. Fischer EP (1990) Gene in der Medizin. Boehringer Themen, Mannheim
6. Frommer W, Krämer P (1990) Sicherheitsaspekte in der Biotechnologie. Pharm Ind 52/7:823–829
7. Mohl H (1990) Medizin der neunziger Jahre. Dtsch Ärztebl 87/9:C-433
8. Cohen S et al. (1973) Construction of biologically functional bacterial plasmids in vitro. Proc Nat Acad Sci USA 70/11:3240–3244
9. Nord D, Kunzler M (Hrsg) (1989) Zwölf Jahre Gentechnik bei Boehringer Mannheim. boehringer kreis 2:48–51
10. Stent GS (1982) Ethische Dilemnas der Humanbiologie. mannheimer forum 82/83:9–60 (herausgegeben von Hoimar v. Ditfurth)
11. Truscheit E (1991) Null Risiko: keine Chance. In: Fischer EP, Schleuning WD (Hrsg) Vom richtigen Umgang mit Genen. Piper, München, S 176–192
12. Watson JD (1992) Das Human Genome Project. In: Fischer EP, Schleuning WG (Hrsg) Vom richtigen Umgang mit Genen. Piper, München, S 142–159
13. Weizsäcker CF von (1969) Das 198. Jahrzehnt. Eine Teamprognose. Wegener, Hamburg, S 499–500

Teil I. Erythropoietin

Galenische Entwicklung von Lyophilisaten mit therapeutischen Humanproteinen

H. Woog

In der galenischen Entwicklung kennt man 4 Stufen:

- Präformulierung,
- Rezepturentwicklung,
- technische Optimierung der vorläufigen Rezeptur,
- Scaling-up und Validierung.

Präformulierung

In dieser Phase der galenischen Entwicklung werden die physikalisch-chemischen Daten des Humanproteins ermittelt.

Es wird ein Versuchsprogramm nach dem „factorial-design" durchgeführt, um festzustellen, mit welchen Stoffen der biologische Wirkstoff kompatibel ist und ob mit diesen Hilfsstoffen eine Stabilisierung des Wirkstoffs erreicht werden kann.

Rezepturentwicklung

Die in der Präformulierung erhaltenen Daten werden zur Formulierung von Rezepturen herangezogen.

Folgende Parameter werden für die Lyophilisation bestimmt:

- Einfrierverhalten bei verschiedenen Temperaturen und verschiedenen Einfriergeschwindigkeiten,
- Temperatur- und Druckverlauf während der Haupttrocknung,
- Temperatur- und Druckverlauf während der Nachtrocknung.

Technische Optimierung

Hierbei erfolgt die Definition der besten und stabilsten Zusammensetzung für das Humanproteinpräparat.

Es werden auch endgültig alle Parameter für die Produktion des definitiven Lyophilisats festgelegt im Hinblick auf die klinische Prüfung der Phasen II und III.

Scaling-up und Validierung

In dieser Entwicklungsstufe wird die endgültige Rezeptur vom Labormaßstab auf die Maschinen der Produktionsbetriebe übertragen und validiert.

Zur Zeit haben wir es in der galenischen Entwicklung sehr häufig mit sog. biologischen Wirkstoffen zu tun. Dies sind Wirkstoffe, die zum Teil mit Hilfe der Gentechnologie gewonnen werden, wie monoklonale oder polyklonale Antikörper, Fab-Fragmente, z. B. Digitalis Antidot oder auch DNA-Rekombinate. Alle diese modernen Wirkstoffe aus der Reihe der biologischen Arzneisubstanzen haben Eiweißstrukturen. Es ist bekannt, daß viele Proteine in wäßrigen Lösungen bei Raumtemperatur eine nur sehr geringe Stabilität aufweisen. Gut stabilisierte und gefriergetrocknete Proteine besitzen somit offensichtlich Vorteile gegenüber ihren wäßrigen Lösungen und Kristallsuspensionen.

Die Gefriertrocknung und Stabilisierung von Proteinen erfordert besondere Maßnahmen und Know-how (Abb. 1).

Die Eigenschaften der Proteine werden durch 2 Hauptmerkmale bestimmt:

– den Aufbau, d. h. ihre Primär-, Sekundär, Tertiär- und Quartärstruktur und
– das Milieu, mit dem sie umgeben sind.

Einen guten Überblick über den Aufbau von Polypeptiden gibt Roth [2].

In meinem Beitrag gehe ich nur auf die Tertiärstruktur der Proteine ausführlicher ein. Die Tertiärstruktur der Proteine wird durch 2 Merkmale charakterisiert: die Disulfidbrückenbindung und die Wechselwirkung der Aminosäurereste.

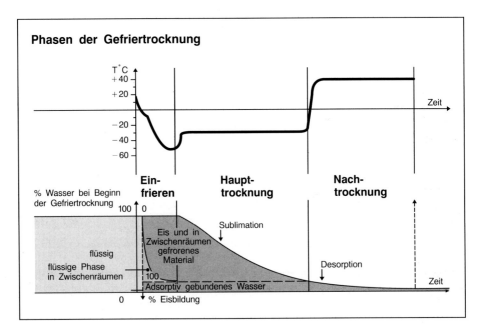

Abb. 1. Phasen des Gefriertrocknungsprozesses

Disulfidbrückenbindung

Zwei Schwefelatome zweier Aminosäurereste an verschiedenen Gliedern der Peptidkette sind durch eine feste kovalente Bindung untereinander verknüpft. Hiermit erhalten verschiedene Regionen eines Peptids einen engen Kontakt zueinander.

Wechselwirkung der Aminosäurereste

Man kennt hydrophile, hydrophobe und polare Aminosäurereste. Die hydrophoben Reste meiden den Kontakt mit Wasser und liegen vorzugsweise im Inneren des Proteinmoleküls.

Die hydrophilen wie auch die polaren Reste suchen den Kontakt mit dem Wasser und befinden sich an der Oberfläche des Proteins. Sie definieren die Wasserlöslichkeit des Eiweißes. Auch ist zu beachten, daß Ladungen der polaren Reste eines Proteins durch Ionen eines Salzes abgesättigt werden können.

Sind mehrere (4–6) Proteineinheiten einer bestimmten Formel zu einem Komplex zusammengelegt, so spricht man von einer Quartärstruktur. In der Natur liegen die Proteine häufig in solchen und noch größeren Aggregaten vor. Man sagt auch, die Primärstruktur und die Disulfidbrückenbindung sind die stabilen Strukturelemente von Proteinen.

Dagegen sind Sekundärstruktur, Tertiärstruktur (mit Ausnahme der Disulfidbrücken) und Quartärstruktur labile Strukturelemente. Alle Strukturelemente zusammen bewirken eine definierte, räumliche Anordnung, die Konformation eines Proteins, die aber von einigen Eigenschaften der Lösung beeinflußt werden, z. B. von

- Temperatur,
- Salzgehalt,
- pH-Wert.

Lassen Sie uns jetzt die einzelnen Milieuparameter näher betrachten:

Temperaturschwankungen im Bereich bis maximal $+40°C$ bedingen meistens reversible Konformationsveränderungen an Proteinen. Auch geringe Zu- und Abnahme der Ionenstärke sowie keine große pH-Änderung vertragen Proteinlösungen ohne Schädigung. Bei vielen Proteinen ist zur Stabilisierung ein gewisser Salzgehalt der Lösung erforderlich. Wie oben ausgeführt, tragen die Proteine an ihrer Moleküloberfläche hydrophile und polare Gruppen. Diese sind zur Erlangung einer bestimmten als stabil erkannten Konfiguration auf eine Wechselwirkung mit Wasser und Ionen bestimmter Salze angewiesen. (Näheres darüber später an den entsprechenden Beispielen).

Einfluß des Einfriervorgangs auf den pH-Wert

Viele Proteine besitzen ihre optimale Stabilität bei 7,0. Deshalb ist es sinnvoll, die Eiweißlösung im neutralen Medium zu lyophilisieren.

Es ist aber zu beachten, daß sich je nach verwendeter Salzart der pH-Wert, z. B. während des Einfriervorgangs, ändern kann.

Friert man Natriumphosphat-Pufferlösung bei einem pH-Wert von 7,0 ein, so kristallisiert das Di-Natriumphosphat vor dem Mono-Natriumphosphat aus. Dadurch wird der pH-Wert der Lösung erniedrigt, so daß die Lösung, bevor sie vollständig eingefroren ist, einen pH-Wert von 3,5 annimmt.

Im Falle eines Kaliumphosphatpuffers liegt der umgekehrte Effekt vor, da das Mono-Kaliumphosphat schlechter löslich ist als das Di-Kaliumsalz. Es stellt sich ein pH-Wert von 7,5–8,0 ein.

Hierbei hängt das Ausmaß der pH-Wertänderung und der dadurch bedingten Proteindenaturierung sehr stark von der Einfriergeschwindigkeit ab. Je schneller man einfriert, um so geringer ist die pH-Wertverschiebung und somit auch geringer die Zerstörung der Proteinstruktur durch die pH-Verschiebung.

Stabilisierung komplexstrukturierter Stoffe

Wie stabilisiert man so komplexstrukturierte Stoffe, wie z. B. Glykoproteine? Ich will dies zunächst anhand einiger neuer Patentanmeldungen erläutern. Anschließend lege ich an einem eigenen Entwicklungsprojekt dar, wie wir in unserer galenischen Entwicklung vorgegangen sind.

Betrachten wir zunächst einmal einige Patente über den Wirkstoff Tissue Plasminogen Activator (tPA).

Da gibt es zunächst die *Patentanmeldung 0228862 von Genentec.* Sie bezieht sich auf ein Lyophilisat mit folgender Zusammensetzung:

tPA	2,5 mg,
L-Arginin	87,1 mg,
Phosphorsäure	26,8 mg,
Polysorbat 80	0,1 mg,

pH-Wert nach Auflösung in 50 ml $H_2O = 7,2$.

Welcome Patentschrift DE 3617753; Lyophilisat und Lösung von tPA. Welcome macht die Aussage, eine Stabilisierung im Neutralbereich wäre nicht möglich. Es wird verwendet in der Rezeptur:

tPA	2 500 000 IU/ml,
Natriumcitrat	0,1 mol/l,
Natriumchlorid	0,23 mol/l,
Tween 80	0,01 % (w/v),

pH-Wert nach Auflösung in entsprechender Menge Wasser = 3,0.

SKB (Smith Kline & Beckman) gibt folgende Rezeptur gemäß EP 0211592 an:

tPA	5 mg,
100 mM Essigsäure/Amoniumacetat	5 ml,

Natriumchlorid 0,5 % zur Einstellung der Isotonie,

pH-Wert 4,0.

Oder:

tPA   5 mg,
100 mM Citric acid/Natriumacetat   5 mg,
Manitol 0,8% zur Einstellung der Isotonie.

Mochida hat in der EP 0217379 folgende Rezepturen schützen lassen:
1. Beispiel:

tPA   5 Mio. Units,
L-Arginin-HCl   21,0 mg,
Natriumphosphat   173,9 mg,
gereignigte Gelatine   100,0 mg
pH-Wert 7,0.

2. Beispiel:

tPA   5 Mio. Units,
L-Arginin-HCl   52,5 mg,
Natriumphosphat   173,9 mg,
Natriumchlorid   64,3 mg,
Humanserumalbumin   20,0 mg,

BP 0268110 der Fa. Cetus Corp. über Interleukin 2
Zusammensetzung:

Interleukin 2   1 mg,
Tween 80   5 mg,
Sucrose   100 mg,
pH-Wert 3,5.

Wie Sie sehen, gibt es Fachleute, die Humanproteine stabilisieren, indem sie diese in möglichst viel Humanserumalbumin betten. Zweifellos kann man dadurch einen stabilisierenden Effekt erreichen.

Es ist aber zu berücksichtigen, daß HSA in Darreichungsformen, die täglich oder 2mal wöchentlich genommen werden, nicht zu empfehlen ist, da es zu immunologischen Reaktionen führen kann.

Im folgenden möchte ich schildern, wie wir versuchten, unseren Wirkstoff Erythropoietin zu stabilisieren.

Dazu einiges über die Struktur des Erythropoietins (s. Abb. 2 und 3). In Abbildung 2 ist vereinfacht das Erythropoietinmolekül dargestellt. Abb. 3 zeigt die verschiedenen Erythropoietine: das von der Maus, vom Affen und schließlich das humane Erythropoietin skizziert.

Bei allen 3 Erythropoietinen haben wir Disulfidbrücken, und zwar jeweils 2.

Außerdem finden wir in jedem Molekül 4 Stellen, an denen glykosiliert wurde, so daß man also rein optisch sagen kann, es gibt zwar Unterschiede in der Strukturformel und diese Unterschiede sind artspezifisch, aber im „Grundstrickmuster" sind diese Erythropoietine von 3 verschiedenen Spezies in etwa gleich strukturiert.

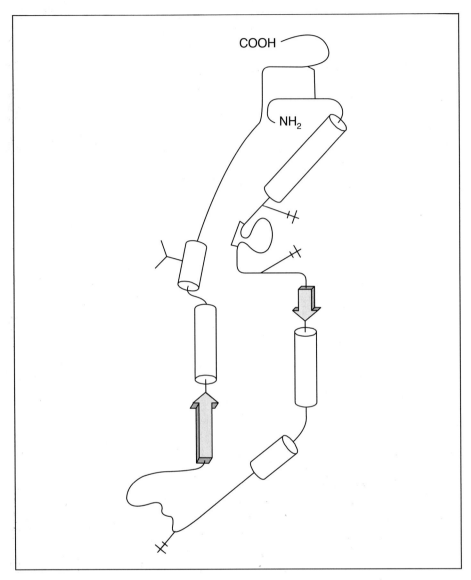

Abb. 2. Vereinfacht dargestellstes Erythropoietinmolekül. An den mit Y und † gekennzeichneten Stellen liegt eine Glykosilierung vor

Wie sieht denn nun unser Erythropoietin genauer betrachtet aus?

Es ist ein Glykoprotein mit einem Molekulargewicht von etwa 34000. Es hat, wie bereits gesagt, 2 Disulfidgruppen und ist an 4 Stellen glykosiliert.

Die physikalisch-chemischen Eigenschaften von Erythropoietin sind:

1) das Festkleben an Glasoberflächen,
2) keine Stabilität in wäßrigen Lösungen bei Raumtemperatur,

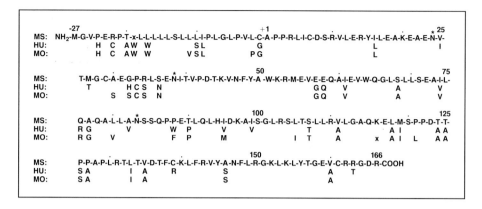

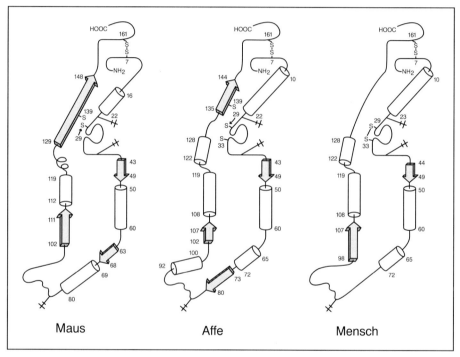

Abb. 3. Strukturvergleich zwischen dem Erythropoietin der Maus *(MS)*, des Affen *(MO)* und des Menschen *(HU)*. (Aus McDonald et al. [1])

3) Aggregation und Zerstörung der sekundären, tertiären und quartären Protein-struktur bei Lagerung bei Raumtemperatur und schließlich Reaktion und Zersetzung, verursacht durch Metallionen.

Wie kann man nun Erythropoietin in galenischen Präparationen stabilisieren?

1) Es ist bekannt, daß Erythropoietin in wäßrigen, gepufferten Lösungen bei einem pH-Wert gegen 7 und gelagert bei $-80\,^{\circ}$C für lange Zeit stabil ist.

2) Zuckeralkohole und Zucker, wie Mannit, Xylit, Sorbit, Glukose, Maltose, haben einen positiven Einfluß auf die Stabilität von Erythropoietin.

3) Peptide und Mischungen von Aminosäuren, wie Gelatine, Glycin, Valin, Alanin, fördern die Stabilität. Wir wollen aber kein HSA verwenden, da wir der Meinung sind, daß dadurch immunologische Reaktionen hervorgerufen werden.

4) Oberflächenaktive Stoffe, wie Tween 20, sollen mitverwendet werden, damit ein Ankleben an der Glasoberfläche vermieden wird.

5) Eine Zugabe von Calciumchlorid als protektive Komponente gegen Metallionen ist zu empfehlen.

6) Der Vorgang der Lyophilisation wirkt stabilisierend dadurch, daß auch nach der Nachtrocknung nur noch ein Wassergehalt zwischen 2 und 4% enthalten ist.

Weshalb ist ein Humanproteinlyophilisat stabiler als eine wäßrige Lösung mit gleicher Zusammensetzung an festen Hilfsstoffen?

Durch Wasserentzug ist keine Interaktion zwischen den funktionellen Gruppen des Wirkstoffs möglich. Die Komponenten wie Zucker, Zuckeralkohole, Aminosäuren, Eiweiße besetzen die funktionellen Wirkstoffgruppen im Lyophilisat und verhindern mit ihrem Restwassergehalt, daß die Eiweißstruktur irreversibel geschädigt wird.

Das Ergebnis dieser Entwicklung ist ein Lyophilisat mit folgender Zusammensetzung:

- Erythropoietin,
- Puffersystem,
- Tween 20,
- Aminosäuremischung,
- Harnstoff,
- Calciumchlorid.

Die Stabilität dieser Formulierung beträgt 2 Jahre bei Lagerung im Kühlschrank.

Wir haben es – wie oben aufgeführt – vermieden, Humanserum Albumin in unsere Formulierung einzubauen; denn dieser Hilfsstoff kann folgende Nebenwirkungen hervorrufen:

- urtikarielle Hautreaktion,
- vorübergehende Hypertension,
- Temperaturanstieg und Schüttelfrost,
- Schock,
- Rückenschmerzen,
- Nausea,
- Flush.

Abschließend möchte ich die Präparate Epoietin beta und Epoietin alpha miteinander vergleichen. Die einzelnen Charakteristika dieser beiden Präparate sind in Tabelle 1 gegenübergestellt.

Tabelle 1. Vergleich zwischen Epoietin beta und Epoietin alpha

Merkmale	Epoietin beta	Epoietin alpha
Darreichungsform	Lyophilisat	Lösung in Ampullen
Zusammensetzung	Aminosäuren, Harnstoff, Puffer $CaCl_2$	Human-Serum-Albumin (HSA)
Haltbarkeitsaussage	2 Jahre (erwartet werden 3–5 Jahre)	2 Jahre
s.c.-Verträglichkeit	gute Verträglichkeit	Gewebeschädigungen
Immunologische Reaktionen	keine	möglich (HSA)
Lagerungsbedingungen	Kühlschrank	Kühlschrank
Unterbrechung der Kühlkette	Unterbrechung der Kühlkette bis zu 5 Tagen möglich	nicht möglich

Folgerung: Vorteile des Epoietin beta:
- Stabilitätsdaten deuten an, daß eine Haltbarkeit von 3–5 Jahren zu erwarten ist;
- bessere s.c.-Verträglichkeit;
- keine immunologischen Reaktionen.

Literatur

1. McDonald JD, Lin FK, Goldwasser E (1986) Cloning, segmencing and evolutionary analysis of the mouse erythropoietin. Mol Cell Biol 3:842–848
2. Roth H (1988) Polypeptide als Arzneistoffe. DAZ 21:1085–1102

rhEPO-Therapie: i.v.- vs. s.c.-Applikation.
Ein Vergleich der Pharmakokinetik

D. Kampf

Nach i.v.-Gabe weist Erythropoietin bei verschiedenen Tierspezies [8, 20, 24, 27] und auch beim Menschen [13, 15] einen biphasischen Plasmakonzentrationsverlauf im Sinne eines 2-Kompartiment-Modells auf. In der ersten Phase verteilt sich rekombinantes humanes Erythropoietin (rhEPO) in einem vergleichsweise kleinen Volumen von 2–6 l, das jedoch nicht mit dem Plasmavolumen identisch ist. Hiergegen sprechen sowohl die Größe des Verteilungsraums als auch die relativ lange Dauer der Verteilungsphase mit einer Halbwertszeit ($t_{1/2\alpha}$) um 0,4 h (Tabelle 1). Damit übereinstimmend findet sich beim Tier 30 min nach i.v.-Gabe von markiertem ^{125}J-rhEPO die meiste Aktivität im Knochenmark wieder [23]. In der zweiten Phase wird rhEPO relativ langsam mit einer terminalen Halbwertszeit um 5–9 h ausgeschieden (Tabelle 1), 36–48 h nach der i.v.-Gabe von 100 U/kg KG liegen die rhEPO-Spiegel unter den vorbestehenden endogenen Erythropoietinspiegeln (Abb. 1).

Prinzipiell die gleichen kinetischen Daten wurden bei gesunden Probanden [15], bei Patienten mit präterminaler Niereninsuffizienz [13] und bei CAPD- [14, 17] bzw. Hämodialysepatienten [5, 21, 22] erhoben. Demnach ist weder von der Niereninsuffizienz selbst noch von der Hämodialyse oder der CAPD ein wesentlicher Einfluß auf die rhEPO-Kinetik zu erwarten. In der Tat werden in 24 h weniger als 3% einer intravenösen rhEPO-Dosis über die gesunden Nieren bzw. durch die CAPD ausgeschieden [1, 15, 17].

Tabelle 1. Pharmakokinetische Parameter von rhEPO nach Gabe einer i.v.- oder s.c.-Einzeldosis. (Daten von [12, 14, 17, 22, 25])

	i.v.	s.c.
t_{max} [h]	–	18
$t_{1/2\alpha}$ [h]	0,4	–
$t_{1/2\beta}$ [h]	5–9	15–25
V_d [l]	2–6	–
C_{tot} [ml/min]	3–8	–
Bioverfügbarkeit [%]	100	22–49
MRT [h]	7–11	33–46

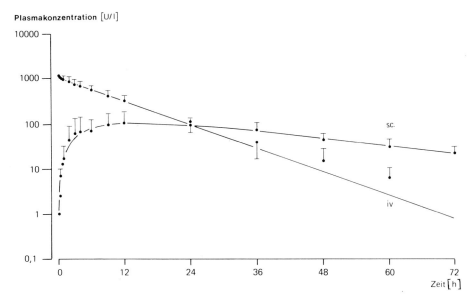

Abb. 1. Mittlerer Plasmakonzentrations-Zeit-Verlauf von rhEPO nach Gabe von 100 U/kg KG i.v. bzw. s.c. bei 5 Patienten mit präterminaler Niereninsuffizienz

Nach s.c.-Gabe von rhEPO steigen die Plasmakonzentrationen nur langsam an und erreichen ihr Maximum nach etwa 18 h (Tabelle 1). Im Vergleich zur i.v.-Applikation verläuft aber nicht nur der Konzentrationsanstieg, sondern auch der Konzentrationsabfall wesentlich protrahierter.

Infolgedessen liegen 24–36 h nach subkutaner rhEPO-Gabe die Plasmakonzentrationen höher als nach i.v.-Applikation (Abb. 1). Rein formal errechnet sich aus dem Kurvenverlauf eine Eliminationshalbwertszeit von 15–25 h (Tabelle 1). Diese gegenüber der i.v.-Gabe doppelt so lange Halbwertszeit ist jedoch nicht Ausdruck eines verlangsamten rhEPO-Metabolismus. Vielmehr ist der protrahierte Kurvenabfall wohl Folge einer Überlagerung der reinen rhEPO-Elimination durch eine langanhaltende Resorption aus dem subkutanen Depot.

Die absolute Bioverfügbarkeit nach s.c.-Gabe ist vergleichsweise niedrig, wobei allerdings die Literaturangaben von 22 bis zu 49% schwanken [6, 12, 14, 17, 22, 25]. Für diese Unterschiede sind z. T. methodische Gründe verantwortlich zu machen, wie z. B. eine zu kurze Flächenbeschreibung über 72 h [12, 25] oder die Anwendung eines inter- anstelle eines intraindividuellen Flächenvergleichs [22]. Daneben ist zu berücksichtigen, daß beträchtliche interindividuelle Unterschiede in der rhEPO-Resorption bestehen [14, 17, 25]. Diese tragen nicht nur zu den differenten Literaturangaben bei, sondern erklären auch, warum einige Patienten von der subkutanen rhEPO-Gabe mehr profitieren als andere. Darüber hinaus scheint auch der Applikationsort von Bedeutung zu sein. So konnten MacDougall et al. [18] zeigen, daß [125]J-markiertes rhEPO aus der Subkutis des Oberschenkels schneller und vollständiger resorbiert wird als aus der Subkutis des Oberarmes und insbesondere des Abdomens. Ein Zusammenhang mit der Subkutisdicke bestand hingegen nicht. Schließlich ist von Interesse, daß sich die in der BRD zugelassenen

Tabelle 2. Pharmakokinetische Parameter von rhEPO nach i.v.-Gabe einer Einzeldosis *(ED)* bzw. multiplen Dosen *(MD)*

	$t_{1/2\beta}$ [h]		V_d [l]		C_{tot} [ml/min]	
	ED	MD	ED	MD	ED	MD
Hughes et al. [12]	4,9	4,2	–	–	–	–
Wikström et al. [31][a]	5,3	5,8	4,7	4,2	11	8,0
Salmonson et al. [25, 26]	5,8	5,3	3,5	3,2	7,7	8,2
Muirhead et al. [21]	8,8	7,7*	4,4% KG	6,7% KG*	–	–
Neumayer et al. [22][a]	9,5	5,6*	3,7	3,7	6,4	9,0*
Lim et al. [16]	7,7	4,6*	4,1	3,8	6,6	9,6*

* $p \leq 0,05$.
[a] Kein intraindividueller Vergleich

rhEPO-Präparationen bezüglich ihrer subkutanen Bioverfügbarkeit nicht unterscheiden [29].

Die Behandlung der renalen Anämie beinhaltet die langfristige Verabreichung multipler rhEPO-Dosen. Insofern muß die Pharmakokinetik nach Gabe einer Einzeldosis auf etwaige Veränderungen nach multiplen Applikationen überprüft werden. Die hierzu vorliegenden Daten sind jedoch widersprüchlich. So fanden einige Autoren nach multiplen rhEPO-Dosen eine unveränderte [12, 26, 31], andere eine signifikant verkürzte terminale Halbwertszeit [16, 21, 22]. Beim Vergleich der Ergebnisse fällt auf, daß nur bei den Studien mit einer initial längeren Halbwertszeit eine spätere Verkürzung beobachtet wurde (Tabelle 2). Hierbei besteht jedoch keine Korrelation zu der jeweils verwandten rhEPO-Präparation. Insofern lassen sich die genannten Diskrepanzen nicht ohne weiteres auf eine unterschiedliche Galenik bzw. rhEPO-Struktur, so z. B. des Kohlenhydratrestes, zurückführen.

Die terminale Halbwertszeit ist jedoch nur eine abhängige Variable und gibt wenig Auskunft über das tatsächliche pharmakokinetische Verhalten einer Substanz. So kann eine Verkürzung der rhEPO-Halbwertszeit Folge einer Abnahme des Verteilungsvolumens, einer Zunahme der Gesamtkörperclearance oder einer Kombination aus beidem sein. Bislang wurde eine Zunahme [21], jedoch keine Abnahme des Verteilungsvolumens beobachtet [17, 22, 26, 31]. Von 4 Arbeitsgruppen beschrieben 2 [16, 22] hingegen einen Anstieg der Gesamtkörperclearance um etwa 40% nach multipler rhEPO-Dosierung (Tabelle 2). Faßt man diese Ergebnisse mit denen der terminalen Halbwertszeit zusammen, so besteht der Eindruck, daß die rhEPO-Elimination möglicherweise bei solchen Patienten zunimmt, die initial eine protrahiertere Ausscheidung aufweisen. Allerdings ist das quantitative Ausmaß der Clearancezunahme gemessen an der biologischen Variabilität pharmakokinetischer Abläufe vergleichsweise gering. Klinisch besteht denn auch der Eindruck, daß der rhEPO-Bedarf langfristig nicht zu- sondern eher abnimmt [9, 21], was aber von der hier diskutierten Problematik unabhängig sein dürfte.

Der Vergleich der pharmakokinetischen Parameter zeigt, daß sich die i.v.- und die s.c.-Applikationsform v.a. in 4 Punkten unterscheiden (Abb. 1, Tabelle 1):

- Die i.v.-Gabe ist durch eine wesentlich höhere Spitzenkonzentration (C_{max}) und Bioverfügbarkeit gekennzeichnet.
- Die s.c.-Gabe ist durch eine längere terminale Halbwertszeit ($t_{1/2\beta}$) und mittlere Verweilzeit im Organismus (MRT) ausgezeichnet.

Welche Bedeutung haben diese pharmakokinetischen Unterschiede für die Klinik?

Bereits vor vielen Jahren haben Untersuchungen mit dem Bioassay gezeigt, daß bei gleicher rhEPO-Gesamtdosis 1–4 Injektionen, trotz der höheren Spitzenspiegel, biologisch weniger wirksam sind als 8 [7]. Diese experimentellen Daten werden durch jüngste klinische Beobachtungen von Bommer et al. [2] bestätigt, nach denen der rhEPO-Bedarf bei 1–2 i.v.-Injektionen pro Woche höher ist als bei 3. Darüber hinaus liegen die Plasmakonzentrationen bei 3maliger subkutaner rhEPO-Gabe pro Woche nur wenig über den vorbestehenden endogenen Erythropoietinspiegeln und führen dennoch zu einem adäquaten Hämatokritanstieg [Kampf et al., unveröffentl. Daten]. Interessanterweise besteht hier eine Analogie zur Korrekturphase der renalen Anämie nach Nierentransplantation, wo ebenfalls plateauähnliche Erythropoietinspiegel um das 2fache des Normalwertes beobachtet werden [30]. Offensichtlich hat die kurzfristige exzessive Anhebung der Plasmakonzentrationen über einen kritischen, therapeutisch wirksamen Spiegel hinaus keinen zusätzlichen Einfluß auf die rhEPO-Wirkung. Insofern sind die hohen Spitzenspiegel der i.v.-Applikationsform nicht nur therapeutisch überflüssig, sondern in ökonomischer Hinsicht sogar unerwünscht.

Ebenso wie die Spitzenspiegel, ist auch die Bioverfügbarkeit von rhEPO kein geeigneter Parameter zur Abschätzung der therapeutischen Effektivität. Die i.v.-Applikationsform läßt aufgrund der wesentlich besseren Bioverfügbarkeit einen geringeren rhEPO-Bedarf erwarten als die s.c.-Verabreichung. Mehrere Untersuchungen haben jedoch gezeigt, daß bei subkutaner rhEPO-Applikation für denselben therapeutischen Effekt keine höheren, sondern zumeist geringere rhEPO-Dosen benötigt werden [3, 4, 9, 28]. Hieraus folgt, daß unabhängig davon, wieviel rhEPO eingespart werden kann, die s.c.-Applikation grundsätzlich wirksamer sein muß als die i.v.-Applikation.

Schließlich sprechen die terminale Halbwertszeit und insbesondere die lange mittlere Verweilzeit nach s.c.-Applikation für eine sehr protrahierte rhEPO-Wirkung. Von diesen beiden Größen und dem plateauähnlichen Plasmakonzentrationsverlauf ausgehend (Abb. 1), erscheint eine häufigere s.c.-Dosierungsfrequenz als 3- oder gar 2mal pro Woche als wenig sinnvoll. Auch hier entsprechen jedoch die klinischen Beobachtungen nicht unbedingt den pharmakokinetisch begründeten Erwartungen. Nach den Erfahrungen von Granolleras et al. [11] kann zumindest bei einem Teil der Patienten durch eine Erhöhung der s.c.-Dosierungsfrequenz von 3mal auf 7mal pro Woche eine weitere Dosiseinsparung erzielt werden.

Die dargestellten Beispiele zeigen, daß im Falle von rhEPO klassische kinetische Kenngrößen wenig Korrelation zur Klinik erkennen lassen. Die Ursachen für diese mangelnde Korrelation sind aber nicht in einer unzureichenden Pharmakokinetik, sondern in der bislang nur lückenhaften Kenntnis der rhEPO-

Pharmakodynamik zu suchen. Allein die unterschiedliche therapeutische Wirkung von i.v.- und s.c.-Applikationsform wirft mehrere Fragen bezüglich der pharmakodynamischen Interaktionen auf, zum Beispiel:

1. Ist die Dosis-Wirkungs-Kurve von rhEPO im therapeutischen Bereich linear oder ist mit einer konzentrationsabhängigen Sättigung spezifischer rhEPO-Rezeptoren zu rechnen?
2. Bewirken therapeutische rhEPO-Plasmakonzentrationen eine konzentrationsabhängige Down-Regulation spezifischer rhEPO-Rezeptoren?
3. Hat die exogene rhEPO-Zufuhr einen konzentrationsabhängigen Einfluß auf die endogene Produktion von Erythropoietin?

Bevor solche Zusammenhänge nicht aufgeklärt sind, wird eine adäquate Interpretation und klinische Umsetzung der kinetischen Parameter von rhEPO nicht möglich sein. Unabhängig davon zeichnet sich aber schon jetzt aus klinischer und ökonomischer Sicht klar ab, daß für die Behandlung der renalen Anämie die s.c.-Applikation der i.v-Applikation vorzuziehen ist. Die Vorteile der subkutanen rhEPO-Gabe können aber erst dann voll ausgeschöpft werden, wenn eine rhEPO-Präparation mit wesentlich besserer subkutaner Bioverfügbarkeit und noch protrahierterer Resorption zur Verfügung steht.

Literatur

1. Boelaert J, Schurgers M, Matthys E, Belpaire F, Daneels R, De Cré M, Bogaert M (1989) Comparative pharmacokinetics of recombinant erythropoietin administered by the intravenous, subcutaneous, and intraperitoneal routes in continuous ambulatory peritoneal dialysis (CAPD) patients. Peritoneal Dial Inter 9:95–98
2. Bommer J, Kugel M, Schoeppe W, Brunkhorst R, Samtleben W, Bramsiepe P, Scigalla P (1988) Dose-related effects of recombinant human erythropoietin on erythropoiesis. Contrib Nephrol 66:85–93
3. Bommer J, Samtleben W, Koch K, Baldamus C, Grützmacher P, Scigalla P (1989) Variations of recombinant human erythropoietin application in hemodialysis patients. Contrib Nephrol 76:149–158
4. Bommer J, Barth H, Ritz E, Nowak R, Bommer G, Ziegler T, Zeier M (1990) What is the optimal application form of rhEPO in uremic patients? (Abstract). Nephrol Dial Transplant 5:737
5. Egrie JC, Eschbach J, McGuire T, Adamson JW (1988) Pharmacokinetics of recombinant human erythropoietin (rhEpo) administered to hemodialysis (HD) patients (Abstract). Kidney Int 33:262
6. Evans J, Brocklebank J, Bowmer C (1990) The pharmacokinetics of erythropoietin (Epo) in dialysis children (Abstract). XXVIIth Congress of EDTA, Wien, p 243
7. Fogh J (1968) Ann NY Acad Sci 149:217 (cited according to Cotes PM in Contrib Nephrol 76:157)
8. Fu J, Lertora J, Brookins J, Rice J, Fisher J (1988) Pharmacokinetics of erythropoietin in intact and anephric dogs. J Lab Clin Med 111:669–676
9. Granolleras C, Branger B, Beau M, Deschodt G, Alsabadani B,Shaldon S (1989) Experience with daily self-administered subcutaneous erythropoietin. Contrib Nephrol 76:143–148
10. Granolleras C, Branger B, Shaldon S, Nonnast-Daniel B, Koch K, Pollok M, Baldamus C (1990) Daily sub-cutaneous erythropoietin (SADSCEPO) in haemodialysis (HD) patients (Abstract). XXVIIth Congress of EDTA, Wien, p 245
11. Granolleras C (1990) Self administered daily subcutaneous rhEPO (SADSCEPO). 3rd Int Workshop on the Treatment of Anemia with rhEPO. Telfs

12. Hughes R, Cotes P, Oliver D, Pippard M, Royston P, Stevens J, Strong C, Tam R, Winearls C (1989) Correction of the anaemia of chronic renal failure with erythropoietin: Pharmacokinetic studies in patients on haemodialysis and CAPD. Contrib Nephrol 76:122–130
13. Kampf D (1989) Pharmakokinetik von rhEPO nach einmaliger i.v.- und s.c.-Gabe. In: Gurland H, Koch K, Schoeppe W, Scigalla P (Hrsg) Nephrologie. Neue Perspektiven für Dialysepatienten. Springer, Berlin Heidelberg New York Tokyo (Innovative Aspekte der Klinischen Medizin, Bd 1, S. 71–75)
14. Kampf D, Kahl A, Passlick J, Pustelnik A, Eckardt K, Ehmer B, Jacobs C, Baumelou A, Grabensee B, Gahl G (1989) Single-dose kinetics of recombinant human erythropoietin after intravenous, subcutaneous and intraperitoneal administration. Contrib Nephrol 76:106–111
15. Kindler J, Eckardt K, Ehmer B, Jandeleit K, Kurtz A, Schreiber A, Scigalla P, Sieberth H (1989) Single-dose pharmacokinetics of recombinant human erythropoietin in patients with various degress of renal failure. Nephrol Dial Transplant 4:345–349
16. Lim V, Degwin R, Zavala D, Kirchner P, Abels R, Perry P, Fangman J (1989) Recombinant human erythropoietin treatment in pre-dialysis patients. A double-blind placebo-controlled trial. Ann Intern Med 110:108–114
17. MacDougall I, Roberts D, Neubert P, Dharmasena A, Coles G, Williams J (1989) Pharmacokinetics of intravenous, intraperitoneal, and subcutaneous recombinant erythropoietin in patients on CAPD. Contrib Nephrol 76:112–121
18. MacDougall IC, Jones J, Robinson M, Miles J, Coles G, Williams J (1990) Subcutaneous erythropoietin therapy: comparison of 3 different sites of injection. XXVIIth Congress of EDTA, Wien
19. Mion C (1990) Subcutaneous rhEPO administration in CAPD patients: Dose-finding study. 3rd Int Workshop on the Treatment of Anemia with rhEPO. Telfs
20. Mladenovic J, Eschbach J, Garcia J, Kaup J, Adamson J (1982) Erythropoietin (Ep) kinetics: studies in sheep. Clin Res 30:324 A
21. Muirhead N, Keown P, Slaughter D, Mazaheri R, Jevnikar A, Hollomby D, Hodsman A, Cordy P, Lindsay R, Clark W, Faye W (1988) Recombinant human erythropoietin in the anaemia of chronic renal failure: a pharmacokinetic study. Nephrol Dial Transplant 3:499
22. Neumayer H, Brockmöller J, Fritschka E, Roots I, Scigalla P, Wattenberg M (1989) Pharmacokinetics of recombinant human erythropoietin after sc administration and long-term iv treatment in patients on maintenance hemodialysis. Contrib Nephrol 76:131–142
23. Ohishi N, Kinoshita H, Okutomi T, Hiramatsu Y, Ichikawa F, Kato M, Okazaki A (1988) Pharmacokinetics of recombinant human erythropoietin (EPOCH) in rats (Abstract). Proc. 2. Int ISSX Meeting, Japan
24. Roh B, Paulo L, Thompson J, Fischer J (1982) Plasma disappearance of ^{125}J-labelled erythropoietin in anesthetized rabbits. Proc Soc Exp Biol Med 141:368–370
25. Salmonson T, Danielson B, Wikström B (1990) The pharmacokinetics of recombinant human erythropoietin after intravenous and subcutaneous administration to healthy subjects. Br J Clin Pharmac 29:709–713
26. Salmonson T, Wikström B, Danielson B (1990) Pharmacokinetics of intravenous recombinant erythropoietin (r-EPO) prior to and during long-term treatment in haemodialysis patients (Abstract). Nehprol Dial Transplant 5:742
27. Spivak J (1989) The in vivo metabolism of recombinant human erythropoietin. Contrib Nephrol 76:67–77
28. Stockenhuber F, Loibl U, Jahn C, Manker W, Meissl F, Balcke P (1989) Intravenous versus subcutaneous application of erythropoietin in patients on RDT and CAPD. (Abstract). Nephrol Dial Transplant 4:478
29. Stockenhuber F, Loibl U, Jahn C, Manker W, Meissl F, Balcke P (1990) Differences of bioavailability (BA) of rh erythropoietin (rhEPO) due to different galenic? (Abstract). Nephrol Dial Transplant 5:743
30. Sun C, Ward H, Paul W, Koyle M, Yanagawa N, Lee D (1989) Serum erythropoietin levels after renal transplantation. N Engl J Med 321:151–157
31. Wikström B, Salmonson T, Grahnen A, Danielson B (1988) Pharmacokinetics of recombinant human erythropoietin in haemodialysis patients. Nephrol Dial Transplant 3:503

Vergleichende Studie des Einsatzes von Erythropoietin (i.v. vs. s.c.) zur Korrektur der renalen Anämie

G. Stein, H. Sperschneider, H. Thieler, W. Dutz, S. Hans, D. Voigt, M. Marx, J. Engelmann, P. Scigalla

Einleitung

Die Wirksamkeit von rhEPO hinsichtlich der Korrektur einer renalen Anämie ist durch klinische Studien belegt [1, 5, 6, 11, 13].

Zunächst wurde rhEPO nur intravenös appliziert; erste klinische Erfahrungen ergaben, daß bei s.c.-Anwendung von rhEPO geringere Dosen für einen adäquaten Hämatokritanstieg erforderlich sind als bei der i.v.-Gabe [2, 3, 7].

Darüber hinaus entspricht die nach der s.c.-Applikation erwartete und beobachtete langsame Freisetzung von Erythropoietin eher den physiologischen Bedingungen als eine i.v.-Injektion (9).

Die vorliegenden Untersuchungen wurden mit der Frage durchgeführt, ob und in welchem Ausmaß ein Unterschied im Hämatokritanstieg pro Woche zwischen der i.v. und der s.c.-Gabe von jeweils 3mal 40 IE/kg KG rhEPO über einen Zeitraum von 8 Wochen im Rahmen einer randomisierten doppelblinden Parallelgruppenvergleichsstudie besteht.

Im folgenden werden die Ergebnisse der ersten 8 Wochen in der Korrekturphase der renalen Anämie bei Verwendung von rhEPO (Recormon) hinsichtlich des Hämatokritanstiegs, der Transfusionsfrequenz, der Auswirkungen auf Parameter des Eisenhaushalts, der urämischen Situation sowie der Nebenwirkungen der Therapie dargestellt [4, 8, 11, 12, 14].

Material und Methoden

In die Untersuchungen wurden 44 Patienten mit einer terminalen Niereninsuffizienz, einem Hämatokrit von etwa 21 Vol% (Median) und einer Dialysebehandlung länger als 6 Monate einbezogen. Tabelle 1 gibt die demographischen Daten und die Grunderkrankungen der Patienten der i.v.- und der s.c.-Gruppe wieder. Die Patienten beider Applikationsgruppen erhielten die gleiche Anfangsdosis (3mal 40 IE/kg KG/Woche) über die ersten 8 Wochen. Danach – hierüber wird aber im folgenden nicht berichtet – war eine Dosistitration in Schritten von 20–40 IE/kg KG bis zum Erreichen des Zielhämatokrits von 30–35 Vol% möglich.

Die i.v.-Gabe erfolgte jeweils nach der Hämodialyse, die s.c.-Applikation vor oder nach der Hämodialyse, von einigen Patienten auch an den dialysefreien Tagen durch Selbstmedikation.

Tabelle 1. Demographische Daten der terminal niereninsuffizienten Patienten (Median, Range)

Patientendaten	Wirksamkeit	
	i.v.-Gruppe (n = 22)	s.c.-Gruppe (n = 22)
Geschlecht:		
– männlich	8 (36%)	9 (41%)
– weiblich	14 (64%)	13 (59%)
Alter (Jahre)	42 (19–73)	47 (19–76)
Körpergewicht [kg]	61,8 (39,3–81,3)	65,4 (50,2–118,7)
Dauer der Hämodialyse (Monate)	28,9 (6,6–139,8)	45,2 (8,0–152,6)
Grundkrankheit:		
– Glomerulonephritis	4 (18,2%)	6 (27,3%)
– chronische Pyelonephritis	6 (27,3%)	6 (27,3%)
– polyzystische Nierenerkrankung	3 (13,6%)	4 (18,2%)
– Analgetika-Nephropathie	1 (4,5%)	1 (4,5%)
– Nephropathie unspezifischer Genese	2 (9,1%)	
– andere Nephropathien	6 (27,9%)	5 (22,7%)

Folgende Laborparameter wurden mit Autoanalysermethoden ermittelt:

- Hämatokrit, Hämoglobin, Erythrozytenzahl, Leukozyten, Differentialblutbild und Thrombozyten,
- Serumeisen, Ferritin,Transferrinsättigung,
- SGPT, LDH, alkalische Phosphatase,
- Natrium, Kalium, Phosphat, Kalzium,
- Kreatinin, Harnstoff,
- Proteinelektrophorese,
- Gerinnungsparameter,
- EPO-Antikörpertiter.

Darüber hinaus wurde der Blutdruck vor Beginn jeder Dialysebehandlung gemessen sowie die Anzahl und Menge der Bluttransfusionen, die spontan berichteten unerwünschten Ereignisse und die lokale Verträglichkeit registriert.

Die Begleitmedikation wurde bezüglich Dosis, Häufigkeit, Applikationsform etc. sorgfältig dokumentiert.

Statistische Auswertung der Ergebnisse

Für die statistische Berechnung der Unterschiede der Hkt-Anstiege wurde der Wilcoxon-Test verwendet. Ansonsten erfolgte eine deskriptive Analyse aller

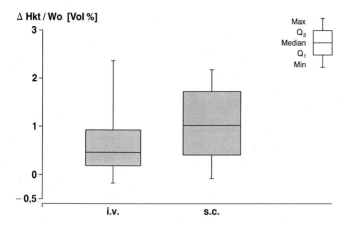

Abb. 1. Der Hämatokritanstieg nach s.c.-Applikation von rhEPO (3 mal 40 IE/kg KG/Woche) ist signifikant stärker als nach i.v.-Applikation gleicher Dosis ($p < 0,01$)

Variablen; es wurden mediane Interquartilbereiche ausgerechnet und Graphiken in Form von Box-Whisker-Plots und Histogrammen erstellt.

Ergebnisse und Diskussion

Der Anstieg des Hämatokrits während der ersten 8 Wochen der Korrekturperiode war in der s.c.-Gruppe signifikant größer als in der i.v.-Gruppe. Der Median des Hämatokritanstiegs pro Woche lag in der i.v.-Gruppe bei 0,47 Vol.-% (25er und 75er Interquartilbereiche: 0,19 bzw. 0,93 Vol.-%), in des s.c.-Gruppe bei 1,03 Vol.-% (25er und 75er Interquartilbereiche: 0,40 bzw. 1,72 Vol.-%; Abb. 1).

Die große Variabilität der Response auf rhEPO, die in beiden Gruppen beobachtet werden kann, ist auf die multifaktorielle Pathogenese der renalen Anämie zurückzuführen. Die Wertigkeit der einzelnen Faktoren ist individuell unterschiedlich [10]. Tabelle 2 zeigt die Zahl der Patienten bzw. deren prozentualen Anteil mit den verschiedenen Hämatokritanstiegen pro Woche in den beiden

Tabelle 2. Häufigkeitsverteilung der Hämatokritanstiege pro Woche in der i.v.- und s.c.-Gruppe

Hkt-Anstieg/Woche [Vol.-%]	i.v.-Gruppe n (%)	s.c.-Gruppe n (%)
< 0,3	7 (31,8)	4 (18,2)
> 0,3–0,5	6 (27,3)	3 (13,6)
> 0,5–1,0	4 (18,2)	3 (13,6)
> 1,0–2,0	4 (18,2)	8 (36,4)
> 2,0	1 (4,5)	4 (18,2)

Tabelle 3. Einfluß der rhEPO-Therapie auf das periphere Blutbild bei Patienten mit terminaler Niereninsuffizienz nach 8 Wochen (Median und Interquartilbereiche; *A* Applikation)

	i.v.-Gruppe		s.c.-Gruppe	
	vor A.	nach A.	vor A.	nach A.
Hämatokrit [Vol.-%]	21,4 (18,9–24,0)	26,0 (22,9–29,3)	21,0 (19,4–24,3)	29,0 (24,8–32,0)
Hämoglobin [g/dl]	7,1 (6,3–7,7)	8,5 (7,4–9,5)	6,9 (6,4–7,9)	9,3 (8,4–10,2)
Erythrozytenzahl [10^{12}/dl]	2,4 (2,1–2,6)	2,7 (2,1–3,1)	2,3 (2,1–2,8)	3,1 (2,6–3,7)
MCV [μm^3/Ery]	91,7 (87,1–96,1)	95,9 (91,5–102)	91,1 (86,5–96,0)	94,0 (88–98,4)
MCHC [mmol/l]	20,6 (20,1–21,2)	20,5 (19,6–21,1)	20,7 (19,6–21,5)	20,5 (19,6–21,1)
Leukozyten [10^9/l]	6,9 (5,3–9)	6,9 (5,5–8,9)	6,2 (5,6–8,8)	7,0 (5,8–9,1)
Thrombozyten [10^9/l]	174 (140–217)	165 (125–208)	162 (114–198)	172 (140–216)

Tabelle 4. Unter der rhEPO-Therapie kam es zu einer drastischen Reduktion bzw. zur Elimination der Transfusionsbedürftigkeit, unabhängig von der Art der Applikation

	i.v.-Gruppe (n = 22)	s.c.-Gruppe (n = 22)
Vor Studie	21	15
1.–4. Woche	3	6
5.–8. Woche	1	1

Untersuchungsgruppen. Einen Hämatokritanstieg über 0,5 Vol.-% pro Woche erreichten in der i.v.-Gruppe 40,9% in der s.c.-Gruppe 68,2% der Patienten. Der Einfluß der rhEPO-Therapie auf die Werte des roten Blutbildes ist in Tabelle 3 angegeben. Parallel mit der Erhöhung des Hämatokrits kam es zu einem Anstieg des Hämoglobins und der Erythrozytenzahl, während die Werte für MCV und MCHC unverändert blieben.

Die Zahl der Leukozyten und Thrombozyten wurde durch die Therapie nicht signifikant beeinflußt. Der Transfusionsbedarf verringerte sich in beiden Gruppen drastisch (Tabelle 4). Der Einfluß der rhEPO Therapie auf den Eisenstatus ist in Tabelle 5 wiedergegeben. Obgleich in der i.v.-Gruppe bei 13 Patienten und in der s.c.-Gruppe bei 5 Patienten eine Eisensubstitution erfolgte, entwickelte sich innerhalb der ersten 8 Wochen der rhEPO-Therapie bei einem Teil der Patienten

Tabelle 5. Einfluß der rhEPO-Therapie auf den Eisenstoffwechsel von Patienten mit terminaler Niereninsuffizienz nach 8 Wochen (Median and Interquartilbereiche; *A* Applikation)

	i.v.-Gruppe		s.c.-Gruppe	
	vor A.	nach A.	vor A.	nach A.
Ferritin [ng/ml]	275 (140–1000)	175 (75–680)	242 (82–450)	270 (125–360)
Eisen [μmol/l]	19 (16,8–25,9)	14 (10,8–20,4)	18,3 (14–22,7)	13 (10,5–15)
Transferrinsättigung [%]	33,9 (26,9–55,7)	29,4 (22–35,7)	29,3 (22,4–49,6)	21,8 (18,4–29,6)

Tabelle 6. Einfluß der rhEPO-Therapie auf die urämische Intoxikation und die Serumelektrolyte bei Patienten mit terminaler Niereninsuffizienz nach 8 Wochen (Median und Interquartilbereiche; *A* Applikation)

	i.v.-Gruppe		s.c.-Gruppe	
	vor A.	nach A.	vor A.	nach A.
Kreatinin	11,6 (10,3–13,5)	11,1 (10,1–13,1)	12 (11,2–13,7)	11,6 (11,1–14,3)
Harnstoff	148 (139–185)	155 (116–186)	170 (154–187)	174 (143–197)
Natrium	140 (138–143)	139 (138–143)	140 (138–142)	140 (137–141)
Kalium	5,3 (4,9–5,9)	5,4 (4,8–5,9)	5,5 (5,2–5,8)	5,9 (5,4–6,2)
Phosphat	2,3 (1,9–2,7)	2,1 (1,8–2,9)	2,2 (1,9–2,7)	2,5 (1,9–2,9)
Kalzium	2,4 (2,2–2,4)	2,2 (2,1–2,4)	2,4 (2,2–2,4)	2,3 (2,2–2,6)

($\leq 25\%$) in beiden Gruppen ein latenter Eisenmangel, kenntlich am Abfall der Serumeisenkonzentration und der Transferrinsättigung.

Ein Einfluß auf die Serumparameter Kreatinin, Harnstoff sowie die Serumelektrolyte war unter der Therapie in beiden Gruppen nicht nachweisbar (Tabelle 6). Es bestand auch kein Zusammenhang zwischen der Geschwindigkeit des Hämatokritanstiegs und der Grundkrankheit, dem Alter und Geschlecht, dem Körpergewicht sowie dem Ausgangshämatokrit der Patienten.

Das Hämodialyseregime wurde bis auf Einzelfälle während der Beobachtungszeit nicht verändert, wodurch deutlich wird, daß sich das Niveau der urämischen Intoxikation unter der rhEPO-Therapie nicht veränderte [6, 14].

Bezüglich der Verhältnisse des Blutdrucks ergaben sich folgende Veränderungen:

In der i.v.-Gruppe mußte die antihypertensive Therapie in einem Fall begonnen und in einem weiteren Fall gesteigert werden. In der s.c.-Gruppe entwickelten 3 normotensive Patienten eine Hypertonie, in 2 Fällen wurde eine Behandlung eingeleitet, bei 3 weiteren Patienten mit einer Hypertonie mußte die Dosierung der blutdrucksenkenden Medikamente erhöht werden. Die lokale Verträglichkeit bei der s.c.-Applikation von rhEPO war gut, es kam zu keinen Klagen bezüglich lokaler Beschwerden, der Entwicklung einer Allergie oder Urtikaria, von Hämatomen und Abszessen.

Während der Beobachtungsperiode wurde bei einem Patienten der i.v.-Gruppe ein Fistelverschluß festgestellt; ein kausaler Zusammenhang zur rhEPO-Gabe wird als möglich angesehen. Bei 9 weiteren Fällen wurden nicht schwerwiegende Nebenwirkungen beobachtet, je einmalig Kältegefühl und Schüttelfrost, leichte Hyperkaliämie, Epistaxis, eine Episode nächtlicher Dyspnoe, passagere Eosinophilie sowie pustuläre juckende Effloreszenzen am behaarten Kopf. Eine Veränderung des Körpergewichts war unter beiden Behandlungsformen nicht eingetreten.

Schlußfolgerungen

1) Mit einer Dosierung von 3mal 40 IE rhEPO/kg KG/Woche über einen Zeitraum von 8 Wochen konnte bei s.c.-Anwendung ein signifikant stärkerer Hämatokritanstieg pro Woche als nach i.v.-Applikation beobachtet werden. Zum Erreichen eines vergleichbaren Hämatokritanstiegs wie bei der i.v.-Gabe ist demnach bei der s.c.-Applikation eine geringere Dosis notwendig.
2) Sowohl die i.v.- als auch die s.c.-Therapie mit rhEPO in der oben genannten Dosierung führte in 8 Wochen nahezu zur kompletten Elimination der Transfusionsbedürftigkeit.
3) Bei beiden Applikationsarten kann sich durch die gesteigerte Erythropoese ein Eisenmangel entwickeln, der eine rechtzeitige Substitution erforderlich macht.
4) Das Sicherheitsprofil von i.v. und s.c. appliziertem rhEPO ist nicht unterschiedlich.

Zusammenfassung

Bei 44 Patienten mit terminaler Niereninsuffizienz auf dem Boden unterschiedlicher renaler Grunderkrankungen wurde der Unterschied der Anstiegsgeschwindigkeit des Hämatokrits innerhalb der ersten 8 Wochen der Korrekturphase einer renalen Anämie beim Vergleich der i.v.- und s.c.-Applikation von rhEPO ermittelt. Die Patienten erhielten in dieser Phase 3mal 40 IE rhEPO/kg KG/ Woche appliziert, die Gruppenzuordnung erfolgte nach einer Randomisierungsliste. In der s.c.-Gruppe kam es zu einem medianen Anstieg des Hämatokrits pro Woche von 1,03 Vol.-% (Interquartilbereich 0,40–1,72 Vol.-%). Bei der i.v.-Gruppe betrug der mediane Hämatokritanstieg 0,47 Vol.-% (Interquartilbereich 0,19–0,93 Vol.-%). Ein möglicher Zusammenhang des wöchentlichen Hämatokritanstiegs mit der Grunderkrankung, dem Alter, Geschlecht, dem relativen Körpergewicht, dem Ausgangshämatokrit und dem Serumferritinspiegel der Patienten war nicht gegeben. Der Transfusionsbedarf verringerte sich unter der Therapie drastisch; in der 5.–8. Therapiewoche erhielt in beiden Behandlungsgruppen jeweils nur noch ein Patient eine Transfusion. Bei unterschiedlicher Ausgangslage des Eisenhaushalts war bei etwa 25% der Patienten ein latenter Eisenmangel nachweisbar, ausgewiesen durch den Serumferritinwert und die Transferrinsättigung.

Als schwerwiegendes unerwünschtes Ereignis wurde ein Fistelverschluß berichtet (i.v.-Gruppe). Nicht schwerwiegende Nebenwirkungen traten in beiden Therapiegruppen auf, dazu gehörten die Entwicklung einer therapiebedürftigen Hypertonie bei 4 Patienten sowie die Dosissteigerung antihypertensiver Medikamente bei weiteren 4 Patienten.

Literatur

1. Bommer J, Alexiou C, Müller-Bühl E, Eifert J, Ritz E (1987) Recombinant human erythropoietin therapy in haemodialysis patients – dose determination and clinical experience. Nephrol Dial Transplant 2:238–242
2. Bommer J, Ritz E, Weinreich T, Bommer G, Ziegler T (1988) Subcutaneous erythropoietin. Lancet II:406
3. Bommer J, Samtleben W, Koch KM, Baldamus CA, Grützmacher P, Scigalla P (1989) Variations of recombinant human erythropoietin application in hemodialysis patients. Contrib Nephrol 76:149–156
4. Casati S, Passerini P, Campise MR, Graziani G, Cesana B, Perisic N, Ponticelli C (1987) Benefits and risks of protracted treatment with human recombinant erythropoietin in patients having hemodialysis. Dr Med J 295:1017–1021
5. Eschbach JW, Egrie JC, Downing MR, Browne JK, Adamson JW (1987) Correction of the anemia of end-stage renal disease with recombinant human erythropoietin. N Engl J Med 316:73–78
6. Eschbach JW, Downing MR, Egrie JC, Browne JK, Adamson JW (1989) USA Multicenter Clinical Trial with Recombinant Human Erythropoietin (Amgen). Contrib Nephrol 76:160–165
7. Granolleras C, Branger B, Bean MC, Deschodt G, Alsabadani B, Shaldon S (1989) Experience with daily self-administered subcutaneous erythropoietin Contrib Nephrol 76:143–148
8. Grützmacher P, Bergmann M, Weinreich T, Nattermann U, Reimers E, Pollok N (1988) Beneficial and adverse effects of correction of anaemia by recombinant human erythropoietin in patients on maintenance haemodialysis. Contrib Nephrol 66:104–113
9. Kampf D, Kahl A, Passlick J, Pustelnik A, Eckardt K-U, Ehmer B, Jacobs C, Baumelou A, Grabensee B, Gahl GM (1989) Single-dose kinetics of recombinant human erythropoietin after intravenous, subcutaneous and intraperitoneal administration. Preliminary results. Contrib Nephrol 76:106–111
10. Kühn K, Nonnast-Daniel B, Grützmacher P, Grüner J, Pfäffl W, Baldamus CA, Scigalla P (1988) Analysis of initial resistance of erythropoiesis to treatment with recombinant human erythropoietin. Contrib Nephrol 66:94–103
11. Pollok M, Bommer J, Gurland HJ, Koch KM, Schoeppe W, Scigalla P, Baldamus CA (1989) Effects of recombinant human erythropoietin treatment in end-stage renal failure patients. Results of a multicenter phase II/III study. Contrib Nephrol 76:201–211
12. Samtleben W, Baldamus CA, Bommer J, Fassbinder W, Nonnast-Daniel B, Gurland HJ (1988) Blood pressure changes during treatment with recombinant human erythropoietin. Contrib Nephrol 66:114–122

13. Winearls CG, Oliver D, Pippard MJ, Reid C, Downing MR, Cotes PM (1986) Effect of human erythropoietin derived recombinant DNA on the anemia of patients maintained by chronic hemodialysis. Lancet II:1175–1178
14. Zehnter E, Pollok M, Ziegenhagen D, Bramsiepe P, Longere F, Baldamus CA, Wellner U, Waters W (1988) Urea kinetics in patients on regular dialysis treatment before and after treatment with recombinant human erythropoietin. Contrib Nephrol 66:149–155

Führt die subkutane Applikation von rhEPO im Vergleich zu einer venösen Anwendung zur Dosisreduktion?

C. A. Baldamus, H. J. Gurland, K. M. Koch, W. Schoeppe, P. Scigalla

Einleitung

Seit den ersten klinischen Erfahrungsberichten [3, 6, 14, 18] mit der intravenösen Anwendung rekombinanten humanen Erythropoietins (rhEPO) zur Korrektur der renalen Anämie besteht die einhellige Meinung, daß die renale Anämie mit rhEPO zu therapieren ist. Die mittlere Wochendosis liegt hierbei zwischen 100 und 150 E/kg KG [4, 14, 16, 17]. Aufgrund der Pharmakokinetik [10, 11, 13] war zu vermuten, daß es bei subkutaner Applikation zu einer Dosisreduktion kommen kann, die allein schon aus Kostengründen wünschenswert ist.

Methoden und Patienten

Ziel der vorliegenden Studie war es, die Äquivalenzdosis für Erythropoietin in Abhängigkeit von der Applikationsform, intravenös oder subkutan, herauszufinden, die Einsparung in der wöchentlichen Dosierung zu errechnen, die klinische Sicherheit der subkutanen Applikation zu verfolgen sowie andere Langzeiteffekte bei der subkutanen rhEPO-Anwendung zu beobachten.

Um die intravenöse und subkutane Dosisäquivalenz zu bestimmen, wurde eine multizentrische Studie der Universitätskliniken Frankfurt, Hannover, Köln und München bei stabilen Hämodialysepatienten durchgeführt. Diese Patienten standen seit mehr als 12 Monaten unter intravenöser rhEPO-Therapie und wiesen dabei einen Hämatokrit zwischen 30 und 35 Vol.-% auf. Von 3 mal intravenös wurden sie auf 3 mal subkutan umgesetzt, wobei nach ersten Daten in der Literatur die subkutane Dosis über einen Zeitraum von 3 Monaten auf 50 % der intravenösen Dosierung blieb.

Anschließend wurde die rhEPO-Dosierung individuell so adaptiert, daß ein stabiler Hämatokrit zwischen 30 und 35 % erreicht und gehalten wurde. Bei der letzten Auswertung erhielt die überwiegende Zahl der Patienten bereits länger als ein Jahr Erythropoietin subkutan.

39 Patienten wurden in die Studie eingeschlossen. Im Verlauf der Studie starben 2 Patienten (einer an einem Lungenödem, der zweite an Herzversagen aufgrund einer koronarer Herzerkrankung); 8 Patienten wurden transplantiert; 1 Patient schied aus der Studie aus, weil sein Hämatokrit spontan den Zielbereich erreichte; 2 weitere wollten aus sehr subjektiven Gründen wieder auf die intravenöse

Applikationsform umgesetzt werden. Insgesamt also konnte bei 26 Patienten eine 6monatige und bei 20 Patienten 12monatige Auswertung erfolgen.

Ergebnisse

Die Absenkung der wöchentlichen i.v. Erythropoietindosis auf 50% bei subkutaner Applikation brachte einen Abfall im Hämatokrit von 32 auf 28,5 Vol.-% (Abb. 1 und 2). Nach allmählichem Anheben der Erythropoietindosierung

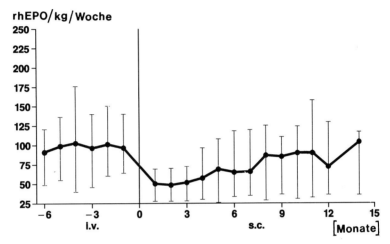

Abb. 1. Zeitlicher Verlauf von Hämatokrit während intravenöser und subkutaner Gabe von rhEPO

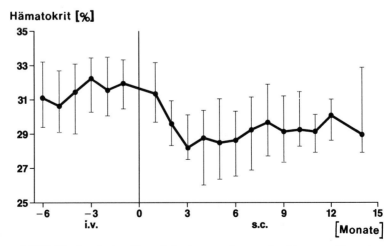

Abb. 2. Mittlere rhEPO-Wochendosis während der intravenösen und subkutanen Versuchsphase

Tabelle 1. Eisenstatus (Median ± Q 1, Q 3) zum Zeitpunkt der Umstellung von der intravenösen auf die subkutane rhEPO-Applikation

Fe [μmol/dl]:	*10,8* (7,6–14,4)
Ferritin [mg/ml]:	*176* (88–353)
Transferrin [g/l]:	*203* (189–237)
Transf.-Sat. [%]:	*23* (16–30)

Tabelle 2. Allgemeine Parameter während intravenöser und subkutaner rhEPO-Applikation bei Hämodialyse-*(HD-)* Patienten *(KG* Körpergewicht)

		i.v.	s.c.
KG vor HD	[kg]	64,7	63,7
nach HD	[kg]	62,1	61,1
Kreatinin	[mg/dl]	12,8	12,4
Harnstoff	[mg/dl]	169	167
Kalium	[mval/l]	6,0	5,7
Natrium	[mval/l]	142	139
Kalzium	[mmol/l]	2,50	2,4
Phosphat	[mmol/dl]	2,00	1,85

Tabelle 3. Serum EPO-Spiegel (μ/l) 60 h nach Applikation

	i.v.	s.c.
Median	17,4	26,0
Minimum/Maximum	9,7–66,5	12,9–120,0

erfolgte auch ein Anstieg des Hämatokrits, so daß nach 12 Monaten subkutaner Applikation ein Hämatokrit von 30,1 Vol.-% im Median erreicht werden konnte. Die dazu notwendigen rhEPO-Wochendosen lagen bei 98 E/kg KG intravenös, verglichen mit 72 E/kg KG bei der subkutanen Applikation. Im Mittel bedeutet das eine Einsparung von 27%.

Der Eisenstatus der Patienten, am Ende der 4. Versuchsphase lag in bezug auf alle Parameter im Normbereich (Tabelle 1). Die allgemeinen Parameter (Tabelle 2) zeigen vergleichbare Werte für die beiden Phasen der Studie.

Entsprechend der Pharmakokinetik von Erythropoietin [10, 11, 13] fanden sich nach dem längsten interdialytischen Intervall deutlich niedrigere Erythropoietinspiegel bei intravenöser Applikation als bei subkutaner Anwendung (Tabelle 3). Die Mittelwerte für den Blutdruck waren in den beiden Studienphasen nicht signifikant different.

Korreliert man die individuellen diastolischen Blutdruckwerte, die jeweils am Ende der intravenösen bzw. subkutanen Phase gewonnen werden, miteinander

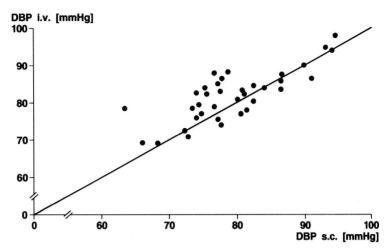

Abb. 3. Korrelation zwischen den diastolischen Blutdruckwerten (RR diast.) am Ende der intravenösen Phase und denen am Ende des subkutanen Versuchsphase

(Abb. 3), so bekommt man den Eindruck, als lägen die diastolischen Blutdruckwerte während der intravenöser Phase bei einer Reihe von Patienten höher als in der subkutanen Phase.

Die subkutane Applikationsform brachte weder für den Patienten noch für das Dialysepersonal Schwierigkeiten: 2mal wurde ein lokales Hämatom erzeugt. Bei einem Patienten trat 1mal ein lokaler Schmerz bei Injektion in die Bauchdecke auf, bei einem anderen kam es einmalig zur einer lokalen Rötung; ein weiterer Patient klagte nach Injektion einmalig über einen lokalen Juckreiz. Insgesamt wurden also 5 Nebenwirkungen bei mehr als 5000 Injektionen beobachtet.

Diskussion

Wie aus der Literatur [1, 8, 9, 15] bekannt, läßt sich auch durch subkutane Gabe von Erythropoietin die renale Anämie bei terminalen niereninsuffizienten Dialysepatienten ausgeglichen halten. Bommer et al. [1] berichteten über eine 50%ige Einsparung, allerdings bei 2maliger wöchentlicher Gabe. Bei 3maliger Gabe pro Woche lassen sich nur 25–30% der Erythropoietinmenge einsparen. Bei intravenöser Gabe scheint es darauf anzukommen, daß die Behandlungsintervalle recht kurz sind, denn die mittlere Wochendosis steigt von ca. 100 auf ca. 150 E an, wenn man eine wöchentlich 3malige mit einer wöchentlich 2maligen Gabe vergleicht [2]. Bei subkutaner Applikation scheinen sich die Dosierungsunterschiede zwischen 2maliger und 3maliger wöchentlicher Dosierung zu verwischen. Einschränkend muß aber angeführt werden, daß es keine kontrollierten ABA-cross-over-Studien gibt bis auf die von Granolleras et al. [9], die 7malige mit 3maliger Gabe pro Woche subkutan verglichen haben und bei gleicher Dosierung einen Abfall des Hämatokrits mit Reduzierung des Dosisintervalls fanden.

Tabelle 4. Blutdruckverhalten im Verlauf der Anämiebehandlung mit Erythropoietin (rhEPO)

	Vor rhEPO	Nach Hkt-Korrektur	>1 Jahr rhEPO (i.v.)	>1 Jahr rhEPO (s.c.)
Hkt (Vol.-%)	22	33	32	29
Normotensiv (n)	21	18	17	23
Hypertensiv (n)	34	37	38	32

Bei der Angabe einer Dosiseinsparung um ca. 30% pro Woche muß bei Betrachtung der eigenen Ergebnisse berücksichtigt werden, daß unter der subkutanen Dosierung die Hämatokritwerte im Median um 2 Vol.-% niedriger lagen als bei der intravenösen Applikationsform.

Da die Ansprechbarkeit der Erythropoese auf Erythropoietin ganz wesentlich durch das verfügbare Eisen [5] geprägt ist, muß der Eisenstatus in die Bewertung der einzelnen Studien miteinfließen. Auch wenn zwischen intravenöser und subkutaner Phase kein Unterschied in den Eisenparametern zu finden ist, so fällt bei der Betrachtung der Quartilbereiche auf, daß 25% aller Patienten in der Transferrinsättigung unterhalb des unteren Normwertes von 20% liegen. Es stellt sich also die Frage, ob die Erythropoietinersparnis bei noch sorgfältigerer Monitorisierung des Eisenstatus [7] nicht größer ist und die mittlere erforderliche Dosis nicht deutlich niedriger liegt, als sie in der vorliegenden Studie gefunden werden konnte. Wie weit die urämische Stoffwechsellage auf die mittlere Erythropoietindosis einen Einfluß hat, bleibt ebenfalls offen. Bei den Patienten der vorliegenden Studie blieb die Quantität der Dialyse während des betrachteten Zeitraums unverändert.

Das Blutdruckverhalten scheint bei Betrachtung der Abb. 3 unter subkutaner Erythropoietingabe bei einigen Patienten gebessert. Betrachtet man aber den Verlauf aller Patienten inklusive derjenigen eines Zentrums, in dem rhEPO nur 2mal wöchentlich appliziert wurde (Tabelle 4), so erkennt man mit Therapiebeginn eine Zunahme der hypertensiven Patienten. Unabhängig von der Applikationsform bleiben die Blutdruckwerte dann über den Zeitraum von 2 Jahren unverändert. Die Bewertung des Körpergewichts als Zeichen der Hydratation läßt vermuten, daß die Patienten unter subkutaner Erythropoietingabe „trockener" dialysiert wurden, da sie im Mittel vor wie nach der Dialyse 1 kg weniger wogen als während der intravenösen Phase.

Die Rate der Nebenwirkungen bei subkutaner rhEPO-Applikation war außerordentlich niedrig, verglichen mit Berichten über die Verwendung des Präparates eines Mitanbieters [7].

Literatur

1. Bommer J, Ritz E, Wienreich T (1988) Subcutaneous erythropoietin. Lancet I:1389
2. Bommer J, Samtleben W, Koch KM, Baldamus CA, Grützmacher P, Scigalla P (1989) Variations of recombinant human erythropoietin application in hemodialysis patients. Contrib Nephrol 76:149–158

3. Eschbach J, Ergrie J, Downing M et al. (1987) Correction of anemia of end-stage renal disease with recombinant erthropoietin. N Engl J Med 316:73–76
4. Eschbach JW, Downing M, Egrie JC, Browne JK, Adamson JW (1989) USA multicenter clinical trial with recombinant human erythropoietin (amgen). Contrib Nephrol 76: 160–165
5. Eschbach JW, Haley NR, Adamson JW (1989) The use of recombinant erythropoietin in the treatment of the anemia of chronic renal failure. Ann NY Acad Sci 554:225–230
6. Eschbach JW, Downing MR, Ergrie JC, Browne JK, Adamson JW (1990) USA multicenter clinical trial with recombinant human erythropoietin (Amgen) Kidney Int 37:237
7. Frenken LAM, Lier HJJ van, Gerlag PGG, den Hartog M, Koene RAP (in press) Assessment of pain after subcutaneous injection of recombinant-human erythropoietin in haemodialysis patients
8. Granolleras C, Branger B, Beau MC, Descholdt G, Alsabadani B, Shaldon S (1989) Experience with daily self-administered subcutaneous erythropoietin. Contrib Nephrol 76:143–148
9. Granolleras C, Branger B, Shaldon S, Nonnast-Daniel B, Koch KM, Pollok M, Baldamus CA (1991) Subcutaneous erythropoietin: A comparison of daily and thrice weekly administration. Contrib Nephrol 88:144–138
10. Kampf D, Kahl A, Passlick J et al. (1989) Single-dose kinetics of recombinant human erythropoietin after intravenous, subcutaneous and intraperitoneal administration. Contrib Nephrol 76:106–111
11. MacDougall IC, Roberts DE, Neubert P, Dharmasena AD, Coles GA, Williams JD (1989) Pharmacokinetics of intravenous, intraperitoneal, and subcutaneous recombinant erythropoietin in patients on CAPD. Contrib Nephrol 76:112–121
12. MacDougall JC, Carill J, Hulme B, Bain B, McGregor E, McKay P, Coles GA, Williams JD (1990) Detection of functional iron deficiency during EPO therapy: a new approach. J AM Soc Nephrol Vol. 1, No. 4 p 402
13. Neumayer H-H, Brockmöller J, Fritschka E, Roots I, Scigalla P, Wattenberg M (1989) Pharmacokinetiks of recombinant human erythropoietin after SC administration and in long term IV treatment in patients on maintenance hemodialysis. Contrib Nephrol 76:131–142
14. Pollok M, Bommer J, Gurland HJ, Koch KM, Schoeppe W, Scigalla P, Baldamus CA (1989) Effects of recombinant human erythropoietin treatment in end-stage renal failure patients. Contrib Nephrol 76:201–211
15. Slingeneyer A, Faller B, Laroche B, Ehmer B, Mion C (1991) Self-administered daily subcutaneous recombinant human erythropoietin: An open randomised dose-finding study in ESRD patients receiving peritoneal dialysis. Contrib Nephrol 88:159–168
16. Sobota JT (1989) Recombinant human erythropoietin in patients with anemia due to end renal disease. Contrib Nephrol 76:166–178
17. Suzuki M, Hirasawa Y, Hirashima K et al. (1989) Dose-finding, double-blind, clinical trial of recombinant human erythropoeitin (chugai) in japanese patients with end-stage renal disease. Contrib Nephrol 76:179–192
18. Wienearls G, Oliver D, Pippard M et al. (1986) Effect of human erythropoietin derived from recombinant DNA on the anemia of patients maintained by chronic haemodialysis. Lancet II:1175–1178

Vergleich der Nebenwirkungen der subkutanen rhEPO-Therapie mit denen bei intravenöser rhEPO-Therapie

P. Scigalla, B. Ehmer, Z. Herrmann, M. Waller, E. M. Woll

Einleitung

In den letzten 2 Jahren konnte in einer Reihe von klinischen Studien nachgewiesen werden, daß nicht nur mit intravenöser (i.v.) Applikation, sondern auch mit subkutan (s.c.) verabreichtem rhEPO die renale Anämie korrigiert werden kann [1, 2, 6, 11–13]. Es konnte weiter gezeigt werden, daß im Vergleich zur i.v.-Applikation das s.c. verabreichte rhEPO um etwa 30% effektiver ist (Beiträge Baldamus et al., Stein et al. in diesem Band).

Bei der klinischen Entwicklung des rekombinanten humanen Erythropoietins zum Therapeutikum für die renale Anämie bei terminal niereninsuffizienten Patienten ist der Nachweis der Wirksamkeit aber nur ein Aspekt. Die Bestimmung des Sicherheitsprofils ist ein anderer, ebenfalls wichtiger Aspekt.

Es ist aufgrund der unterschiedlichen Pharmakokinetik nach i.v.- oder s.c.-Gabe zumindest theoretisch denkbar, daß es Unterschiede im Auftreten von Nebenwirkungen nach i.v.- oder s.c.-Applikation gibt. Nach i.v.-Bolusapplikation werden unphysiologisch hohe Peak-Konzentrationen von Erythropoietin im Plasma erreicht. Die maximalen Peak-Konzentrationen sind nach s.c.-Applikation um etwa den Faktor 10 niedriger. Wenn das rhEPO direkt verantwortlich für Nebenwirkungen ist, wäre eine Abnahme der Nebenwirkungsrate nach s.c.-Applikation vorstellbar.

Die Nebenwirkungen, die bei klinischen Studien mit rhEPO – unabhängig von der Applikationsart – beobachtet wurden, wurden sorgfältig dokumentiert und analysiert. Im folgenden soll auf einige Aspekte dieser Analyse eingegangen werden. Außerdem sollen die Nebenwirkungen nach s.c.-Applikation mit denen nach i.v.-Applikation verglichen werden.

Vergleich der Nebenwirkungen im Verlauf der ersten 8 Wochen nach i.v.- und s.c.-Applikation von rhEPO

Jeweils 24 Hämodialysepatienten erhielten im Rahmen einer kontrollierten Studie initial konstant über 8 Wochen 3mal 40 E rhEPO/kg KG und Woche subkutan oder intravenös appliziert. Nach subkutaner rhEPO-Gabe wurde eine signifikant stärkere Response beobachtet (Δ-Hkt pro Woche 1,03 Vol.-%) im Vergleich zur

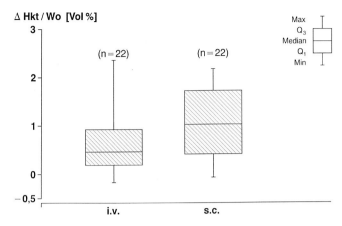

Abb. 1. Hämatokritanstieg (Δ Hkt/Woche) nach intravenöser (i.v.) und subkutaner (s.c.) Gabe von rhEPO bei Hämodialysepatienten in den ersten 9 Wochen rhEPO-Therapie

Tabelle 1. Wichtigste „adverse events" (AE) während der ersten 8 Wochen rhEPO-Therapie

AE		i.v. (n = 24)	s.c. (n = 23)
Shunt-thrombosen	Zahl der Patienten	1	–
	Episoden	1	–
Beeinflussung der Dialyse-effektivität	Kreatinin [mg/dl]	− 0,25 (− 2,0%)	+ 0,1 (+ 0,5%)
	BUN [mmol/l]	+ 8,7 (+ 5,5 %)	+ 5,75 (+ 4,1%)
	Kalium [mmol/l]	− 0,1 (− 1,3%)	+ 0,4 (+ 7,2%)
	PO_4 [mmol/l]	− 0,1 (− 4,8%)	+ 0,1 (+ 6,0%)
Thrombozyten [$\cdot 10^9$/l]		+ 8,0 (+ 4,5%)	+ 12,30 (+ 6,5%)
Hypertension		2 Patienten (8%)	7 Patienten (30%)

i.v.-Applikation (Δ-Hkt pro Woche 0,49 Vol.-%; s. Beitrag Stein et al. in diesem Band; Abb. 1).

In Tabelle 1 sind die wichtigsten metabolischen Veränderungen und „adverse events"[1] (AE), die in den ersten 8 Wochen berichtet wurden, aufgeführt. Bei einem Patienten aus der i.v.-Gruppe kam es zu einer Shuntthrombose; anamnestisch sind bei diesem Patienten allerdings bereits 4 Shuntthrombosen vor Beginn der rhEPO-Therapie bekannt.

Die Parameter zur Charakterisierung der urämischen Intoxikation, Kreatinin und Harnstoff im Serum, zeigten keine relevanten Änderungen in beiden Gruppen.

---

[1] *Definition:* AE sind alle unerwünschten, schädigenden und pathologischen Veränderungen, die bei einem Patienten beobachtet wurden und in zeitlichem Zusammenhang mit der Einnahme der Prüfmedikation auftreten, *unabhängig davon, ob sie als durch die Prüfmedikation verursacht angesehen wurden.*

Tabelle 2a. Veränderungen der Blutdruckklassifikation zwischen der Vorperiode und dem letzten Wert in der Korrekturperiode (Tag 56) bei terminal niereninsuffizienten Hämodialysepatienten unter intravenöser rhEPO-Therapie

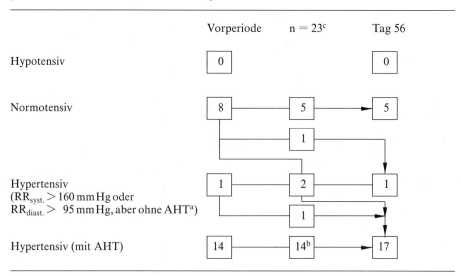

	Vorperiode	n = 24	Tag 56
Hypotensiv	3	1	1
		2	
Normotensiv	9	9	11
Hypertensiv (RR$_{syst.}$ > 160 mm Hg oder RR$_{diast.}$ > 95 mm Hg, aber ohne AHT[a])	2	1	1
		1	
Hypertensiv (mit AHT)	10	10[b]	11

[a] AHT antihypertensive Therapie.
[b] AHT erhöht bei 1 Patient.

Tabelle 2b. Veränderungen der Blutdruckklassifikation zwischen der Vorperiode und dem letzten Wert in der Korrekturperiode (Tag 56) bei terminal niereninsuffizienten Hämodialysepatienten unter subkutaner rhEPO-Therapie

	Vorperiode	n = 23[c]	Tag 56
Hypotensiv	0		0
Normotensiv	8	5	5
		1	
Hypertensiv (RR$_{syst.}$ > 160 mm Hg oder RR$_{diast.}$ > 95 mm Hg, aber ohne AHT[a])	1	2	1
		1	
Hypertensiv (mit AHT)	14	14[b]	17

[a] AHT antihypertensive Therapie.
[b] AHT erhöht bei 3 Patienten.
[c] Bei 1 der initial 24 Patienten vorzeitiger Abbruch der Studie.

Die im Vergleich zur i.v.-Gruppe etwas stärkeren Anstiege von Serumkalium und Serumphosphat sind ebenfalls nicht klinisch relevant. Die Thrombozytenzahl ist in beiden Gruppen um etwa 5–6% angestiegen.

Im Gegensatz dazu fällt eine deutlich unterschiedliche Beeinflussung des Blutdrucks in der s.c.-und i.v.-Gruppe auf. In der s.c.-Gruppe wurde bei 7 der 23 Patienten (30%) eine Entwicklung bzw. Aggravierung eines Hypertonus beobachtet, während in der i.v.-Gruppe nur bei 2 der 24 Patienten (8%) eine hypertone Reaktion beschrieben wurde.

Die Tabellen 2a und 2b zeigen die Veränderungen der Blutdruckklassifikationen zwischen der Vorperiode und dem letzten Wert in der Korrekturperiode bzw. nach 8 Wochen rhEPO-Therapie für die Patienten der i.v.- und s.c.-Gruppe.

In der i.v.-Gruppe waren bei Beginn der Studie 3 Patienten hypoton ($RR_{syst.} < 100$ mmHg); 9 Patienten waren normoton ($RR_{syst.} < 160$ mmHg, $RR_{diast.} < 95$ mmHg, keine antihypertensive Therapie, AHT); 2 Patienten hatten hypertone Blutdruckwerte ($RR_{syst.} > 160$ mmHg und/oder $RR_{diast.} > 95$ mmHg), erhielten aber keine antihypertensive Therapie. Bei 10 Patienten war bereits vor Beginn der rhEPO-Therapie eine antihypertensive Therapie notwendig. Unter i.v.-rhEPO-Therapie wurden innerhalb der ersten 8 Wochen 2 primär hypotensive Patienten normotensiv. Bei einem primär hypertensiven Patienten, der zu Beginn der Studie keine AHT erhielt, wurde diese begonnen; bei einem primär hypertensiven Patienten mit AHT wurde letztere erhöht (Tabelle 2a).

Diesen moderaten Veränderungen in Richtung Hypertonie stehen deutliche Veränderungen in der s.c.-Gruppe gegenüber. Von den 8 ursprünglich normotensiven Patienten wurden 3 hypertensiv, bei 2 wurde eine AHT begonnen. Bei einem primär hypertensiven Patienten, der bei Beginn der Studie keine AHT bekam, wurde diese während der Studie begonnen. Bei 3 der 14 primär hypertensiven Patienten mit AHT mußte diese erhöht werden (Tabelle 2b).

Ohne auf die anderen verschiedenen Faktoren eingehen zu können, die für die Entwicklung eines Hypertonus unter der rhEPO-Therapie verantwortlich gemacht werden [4], scheint für die signifikant stärkere Ausprägung der hypertonen Reaktion in der s.c.-Gruppe gegenüber der i.v.-Gruppe die steilere Hkt-Anstiegsgeschwindigkeit eine wesentliche Rolle zu spielen. Eine analoge Beobachtung wurde auch in der deutschen multizentrischen Dosisfindungsstudie nach i.v.-Applikation von rhEPO gemacht. Während bei einer i.v.-Dosis von 3 mal 120 E/kg KG (Δ-Hkt = 1,64 Vol.-%) bei 56% der Patienten eine Entwicklung bzw. Aggravierung des Hypertonus beobachtet wurde, war dies nur bei 24% der Patienten, die 3 mal 40 E/kg KG erhielten (Δ-Hkt = 0,69 Vol.-% pro Woche), zu beobachten [10].

Die significant steileren Hkt-Anstiege in der s.c.-Gruppe bestätigen die aus der i.v.-Dosisfindungsstudie aufgestellte Hypothese: Je steiler der Hkt-Anstieg, desto häufiger kommt es zur Entwicklung bzw. Aggravierung eines Hypertonus.

Aus diesen oben genannten Befunden lassen sich Schlußfolgerungen für die Dosierung von rhEPO ziehen. Für die i.v.-Applikation wurden als Initialdosierung 3 mal 40 E/kg KG und Woche Empfohlen. Mit dieser Dosierung war im Median ein Δ-Hkt/Woche von 0,69 Vol.-% zu erreichen und damit die Entwicklung bzw. Aggravierung eines Hypertonus unter rhEPO zu minimieren. Der Hkt-Anstieg mit einer subkutanen Initialdosierung von 3 mal 40 E/kg KG und Woche ist dagegen zu steil. *Als Initialdosierung für die s.c.-Applikation von rhEPO sind deshalb 3 mal 20 E/kg KG und Woche zu empfehlen.*

Vergleich der Nebenwirkungen bei Hämodialysepatienten unter subkutaner oder intravenöser rhEPO-Langzeittherapie

Die Nebenwirkungen bei subkutaner Langzeitanwendung stammen aus einer Multizenterstudie (MF 4129), die in Rostock, Berlin (Charité), Berlin-Buch, Schwerin, Neubrandenburg, Magdeburg, Wismar und Heidelberg durchgeführt wurde und in die 72 Hämodialysepatienten einbezogen wurden. Initial erhielten die Patienten 3 mal 20 E/kg KG und Woche. Bei einem Hkt-Anstieg von < 2 Vol.-% pro 4 Wochen wurde die Dosierung alle 4 Wochen um je 20 E/kg KG und Einzeldosis erhöht. Die Behandlungsdauer mit rhEPO betrug in dieser Studie im Median 329 Tage (Spanne: 10–381 Tage).

Verglichen wurden die in dieser Studie aufgetretenen Nebenwirkungen mit denen, die in einer weiteren Multizenterstudie (MF 3787) bei Hämodialysepatienten aufgetreten sind, die über im Median 389 Tage mit rhEPO intravenös behandelt wurden. 95 Patienten waren initial in diese Studie einbezogen. Sie erhielten initial 3 mal 40, 3 mal 80 oder 3 mal 120 E/kg KG und Woche. Wenn nach 12 Wochen der Ziel-Hkt noch nicht erreicht war und der Δ-Hkt pro Woche < 0,5 Vol.-% war, wurde die rhEPO-Dosierung individuell erhöht [4].

Nach ca. 10–12 Monaten rhEPO-Therapie waren die medianen Hkt-Werte in beiden Studien vergleichbar (s.c.-Gruppe: 30,9 Vol.-%, i.v.-Gruppe: 30,2 Vol.-%).

Schwerwiegende „adverse events"[2] die zum Tode führten

In Tabelle 3 sind die AE's, die zum Tode geführt haben, aufgetragen. In der s.c.-Studie sind innerhalb des ersten Therapiejahres mit rhEPO insgesamt 6 Patienten gestorben; 2 Patienten starben an einem akuten Linksherzversagen, 1 Patient an einem Myokardinfarkt und 1 Patient hatte einen akuten Herztod. Bei 1 Patient wurde als Todesursache eine Exazerbation einer Wegener-Granulomatose mit Superinfektion und Sepsis angegeben, bei einem weiteren Patienten eine akute Blutung im Urogenitaltrakt. In der i.v.-Studie sind nur 2 Patienten gestorben; 1 Patient starb an einem akuten Linksherzversagen und 1 Patient im Rahmen einer hypertensiven Krise.

Die Mortalitätsrate ist in der i.v.-Studie mit 2% extrem niedrig. In der s.c.-Studie liegt sie mit 8% im Normbereich für die Hämodialysepopulation [5].

---

[2] *Schwerwiegendes AE:* Ein AE ist schwerwiegend, wenn es
 – tödlich oder lebensbedrohlich ist,
 – die Einweisung ins Krankenhaus erfordert,
 – die stationäre Verweildauer verlängert,
 – den Patienten dauerhaft erheblich beeinträchtigt,
 – intensive therapeutische Maßnahmen erfordert,
 – eine angeborene Mißbildung oder ein Neoplasma darstellt.

Tabelle 3. Studienabbrüche infolge von „adverse events", die zum Tode führten

Diagnose	i.v. (MF 3787)	s.c. (MF 4129)
Akutes Linksherzversagen	–	2 (Pat. 104*, 205*)
Myokardinfarkt	1 (Pat. 114)	1 (Pat. 801)
Hypertensive Krise	1 (Pat. 509*)	–
Akuter Herztod	–	1 (Pat. 403)
Exazerbation einer Wegener-Granulomatose mit Superinfektion	–	1 (Pat. 112)
Akute Blutung im Urogenitaltrakt	–	1 (Pat. 706)
Gesamt	2 (2%)	6 (8%)

Kausalität: * möglich, *ohne Zeichen:* unwahrscheinlich

Tabelle 4. Schwerwiegende „adverse events", die zum individuellen Abbruch der Studie führten

Diagnose	i.v. (MF 3787)	s.c. (MF 4129)
Hypertensive Krise	3 (Pat. 205$^+$, 514$^+$, 515$^+$)	1 (Pat. 410*)
Kardiovaskuläre Komplikationen	1 (Pat. 207*)	–
Subdurales Hämatom	1 (Pat. 410)	–
Subjektive Beschwerden	2 (Pat. 314*, 521$^+$)	–
Akuter toxischer Knochenmarkschaden (reversibel)	1 (Pat. 508)	–
Diarrhoe	–	1 (Pat. 306)
Wirbelkörper-Tbc	–	1 (Pat. 309)
Gesamt	8 (8,4%)	3 (4,2%)

Kausalität: $^+$ wahrscheinlich, * möglich, *ohne Zeichen* unwahrscheinlich

Der Unterschied in der Mortalitätsrate zwischen beiden Studienpopulationen ist am ehesten damit zu erklären, daß in die i.v.-Studie – es war die erste klinische Studie mit Recormon® überhaupt – vor allem stabile Hämodialysepatienten einbezogen wurden, während in der s.c.-Studie vor allem Patienten teilnahmen, die stark transfusionsabhängig waren und bei denen die Indikation zur Therapie der renalen Anämie am dringlichsten war.

Die Befunde lassen sind wie folgt zusammenfassen: Die Mortalitätsrate, die für diese Patientenpopulation zwischen 5 und 15% schwankt, wird durch die rhEPO-Therapie nicht beeinflußt.

Schwerwiegende AE, die zum individuellen Studienabbruch führten

In Tabelle 4 sind die schwerwiegenden AE, die zum individuellen Abbruch der Studie führten, aufgeführt. In der s.c.-Studie war dies bei 1 Patient eine hypertensive Krise, bei 1 Patientin eine Diarrhoe (bei der Patientin trat eine Diarrhoe im Rahmen einer Virusenteritis auf, daraufhin verweigerte sie eine weitere Teilnahme an der Studie) sowie bei 1 weiteren Patientin eine schwere Knochentuberkulose.

In der i.v.-Studie wurde bei 8 Patienten die Studie wegen schwerwiegender AE's abgebrochen, 3 mal wegen hypertensiver Krisen, 1 mal wegen kardiovaskulärer Beschwerden, 1 mal wegen eines sich bereits nach 10 Tagen entwickelnden subduralen Hämatoms, 2 mal wegen subjektiver Beschwerden und bei 1 Patienten wegen eines akuten toxischen Knochenmarkschadens. Bei letzterem wurden bei dessen Feststellung alle Medikamente abgesetzt; 3 Monate, nach der Behebung des Knochenmarkschaden erhielt der Patient wiederum rhEPO. Jetzt, nach 2 weiteren Jahren rhEPO-Therapie, sind keine Knochenmarkveränderungen mehr zu beobachten, so daß diese Schädigung sicher nicht auf das rhEPO zurückzuführen ist.

Der Kausalzusammenhang zwischen der Entwicklung bzw. Aggravierung des Hypertonus und der rhEPO-Therapie wurde bei 3 der 4 Patienten als wahrscheinlich, bei 1 Patienten als möglich eingeschätzt. Das Auftreten der kardiovaskulären Komplikation infolge der rhEPO-Therapie wurde als möglich angesehen. Bei 1 Patientin, die wegen subjektiver Beschwerden die Studie abgebrochen hatte, gilt der Zusammenhang zur rhEPO-Therapie ebenfalls als wahrscheinlich. Bei ihr traten bereits nach der ersten i.v.-Bolusinjektion starke stechende Kopfschmerzen auf, die nur langsam abklangen. Bei der zweiten i.v.-Gabe von rhEPO wurde über die gleiche Symptomatik geklagt, so daß die Patientin eine weitere Therapie, auch eine Reexposition mit niedrigeren Dosierungen, abgelehnt hat. Für alle anderen aufgeführten AE's gilt ein Zusammenhang mit der rhEPO-Therapie als unwahrscheinlich.

Weitere schwerwiegende AE's

Tabelle 5 faßt die schwerwiegenden AE zusammen, die während der rhEPO-Therapie auftraten, aber *nicht* Anlaß zum individuellen Studienabbruch waren.

Shuntthrombosen: Bei 6 Patienten aus der s.c.-Studie wurden 7 Shuntthrombosen berichtet; 3 der 6 Patienten hatte eine sog. Risikofistel. Bei einem dieser Patienten war schon vor Studienbeginn mittels DSA eine Stenone auf venöser Seite festgestellt worden, ein weiterer Patient hatte bereits vor Studienbeginn 10 Shuntthrombosen. Bei einem Patient trat eine Shuntthrombose in der Vorphase der Studie, d.h. noch vor Beginn der rhEPO-Therapie, auf. Bei diesem Patienten war ebenfalls eine lange Fistelanamnese mit vermindertem Blutfluß bekannt.

Bei 9 Patienten in der i.v.-Studie traten in dem etwa vergleichbaren Zeitraum 16 Shuntthrombosen auf. 6 der 9 Patienten hatten ebenfalls sog. Risikofisteln; in der Anamnese dieser Patienten waren bereits mehrere Fistelthrombosen bekannt oder anatomische Fehlbildungen.

Ein Kausalzusammenhang zwischen dem Auftreten der Shuntthrombosen und der rhEPO-Therapie kann nicht ausgeschlossen werden und wird deshalb auch als möglich eingeschätzt.

Tabelle 5. Schwerwiegende „adverse events", die nicht zum Abbruch der Studie führten

Diagnose	i.v. (MF 3787)	n	s.c. (MF 4129)	n
Shuntthrombosen	Pat. 113 (2mal)*, 118 (2mal)*, 308 (2mal)*, 315*, 402*, 403*, 407 (2mal)*, 417 (3mal)*, 505 (2mal)*	16	Pat. 106*, 110*, 201*, 403* 603*, 812 (1mal*, 1mal)	7
Kardiovaskuläre Komplikationen:		9		7
Hypertensive Krise	Pat. 303*		Pat. 701*	
Hypertension (RR$_{syst.}$ > 220 mm Hg)	–		Pat. 205*, 411*	
Myokardinfarkt	–		Pat. 303*	
Angina pectoris	Pat. 212, 309, 315, 507		–	
Tachyarrhythmia absoluta	Pat. 511		–	
Kreislaufkollaps mit Synkope	Pat. 511		–	
Hypotonie mit Synkopen	Pat. 207		–	
Akuter Herz-/Atemstillstand	Pat. 207		–	
Bradyarrhythmie	–		Pat. 302	
Perikarderguß	–		Pat. 604	
Beckenvenenthrombose	–		Pat. 802*	
Infektionen:		5		5
Hepatitis B	Pat. 105, 516		Pat. 107	
Non-A-/Non-B-Hepatitis	–		Pat. 506	
Zytomegalie	Pat. 417		–	
Perirenaler Abszeß	–		Pat. 109	
Bronchitis	Pat. 305		–	
Infizierte Lymphozele	Pat. 214		–	
Pneumonie	–		Pat. 304	
Appendizitis	–		Pat. 408	
Gastrointestinale Beschwerden:		3		5
Gastrointestinale Blutungen	–		Pat. 205, 301, 304, 307	
Gallenkolik	Pat. 116		–	
Gastroenteritis mit massiver Diarrhoe	–		Pat. 701	
Akutes Ulcus duodenum	Pat. 413		–	
Divertikulitis	Pat. 419		–	

Kausalität: + wahrscheinlich, * möglich, *kein Zeichen* unwahrscheinlich.
(*Pat. = Patient*)

Bei 6 der 75 Patienten in der s.c.-Studie oder bei 9 von 95 Patienten in der i.v.-Studie sind, wie oben dargestellt, im Verlauf von etwa einem Jahr Shuntthrombosen aufgetreten, d.h. bei 9,3 bzw. 9,4% der Patienten. Diese Shuntthromboserate entspricht der normalen Shuntkomplikationsrate, die bei Hämodialysepatienten bekannt ist. Es kann deshalb geschlußfolgert werden: Die Shuntthromboserate wird durch die Anhebung des Hämatokrits auf Werte um 30–35 Vol.-% mit rhEPO – unabhängig davon, ob es i.v. oder s.c. verabreicht wird – nicht erhöht. Nur bei Patienten mit Risikofisteln scheint die Thrombosefrequenz durch Anhebung des

Hämatokrits auf 30–35 Vol.-% anzusteigen. Es sollte deshalb bei diesen Patienten frühzeitig an eine Prophylaxe z. B. mit Acetylsalicylsäure oder eine Revision der Risikofistel gedacht werden.

Kardiovaskuläre Komplikationen: Bei je einem Patienten aus der s.c.- und i.v.-Studie wurde eine hypertensive Krise beobachtet, die mit antihypertensiver Therapie sehr gut beherrscht werden konnte. Gleiches gilt für die beiden Patienten aus der s.c-Studie, bei denen die systolischen Blutdruckwerte kurzzeitig über 220 mm Hg stiegen, ohne daß allerdings klinische Symptome berichtet wurden. Weiter trat in der s.c.-Studie bei einem Patienten ein Myokardinfarkt auf; in der i.v.-Studie klagten 4 Patienten über starke pektanginöse Beschwerden. Bei einem Patienten (i.v.-Studie) trat eine Tachyarrhythmia absoluta auf, bei einem Patienten aus der s.c.-Studie wurde eine Bradyarrhythmie berichtet. Ein Patient fiel durch einen Kreislaufkollaps mit Synkope auf, ein weiterer mußte wegen Hypotonie mit Synkope stationär aufgenommen werden (beide i.v.-Studie). Alle diese kardiologischen Beschwerden konnten medikamentös gut beherrscht werden. Die Analyse der kardiovaskulären Komplikationen läßt keine qualitativen Unterschiede zwischen der i.v.- und s.c.-Studie erkennen.

Infektionen: Jeweils 5 Infektionen wurden bei den Patienten in der i.v.- und in der s.c.-Studie beobachtet. Infektionen waren Bronchitiden, Pneumonien, Hepatitis B wie auch Non-A-/Non-B-Hepatitiden und Wundinfektionen, Appendizitis u.a. Ein Zusammhang zwischen dem Auftreten der Infektionen und der rhEPO-Therapie wird als unwahrscheinlich eingeschätzt. Auch hier sieht man keine Unterschiede zwischen i.v.- und s.c.-Therapie.

Gastrointestinale Beschwerden: Gastrointestinale Beschwerden traten ebenfalls gleich häufig in der i.v.-Studie und in der s.c.-Studie auf. Zwischen diesen Beschwerden und der rhEPO-Therapie war ebenfalls kein Kausalzusammenhang anzunehmen.

Die Befunde lassen sich wie folgt zusammenfassen: Der Vergleich der schwerwiegenden „adverse effects" in den beiden klinischen Studien, in denen das rhEPO etwa 1 Jahr subkutan oder intravenös verabreicht wurde, zeigt, *daß es keine prinzipiellen Unterschiede – weder in der Qualität noch in der Quantität – der AE's, bei s.c.- bzw. i.v.-Applikation gibt.*

Vergleich von schwerwiegenden „adverse events" innerhalb der ersten 6 Monate im Rahmen einer kontrollierten Multizenterstudie

Die Ergebnisse der bisher diskutierten Studien geben keine Auskunft darüber, welche der beschriebenen AE's auf das rhEPO und welche auf die Grundkrankheit bzw. Urämie zurückzuführen sind. Um eine solche Aussage machen zu können, bedarf es kontrollierter prospektiver Studien. Im Januar 1990 wurde in Osteuropa eine große prospektive, kontrollierte, multizentrische Studie begonnen, an der Nephrologische Abteilungen aus der Sowjetunion (Riga, Leningrad, Moskau), aus

Tabelle 6. Gründe für Studienabbrüche in einer klinischen kontrollierten Studie bei Hämodialysepatienten unter rhEPO-Therapie

Gründe für Studienabbrüche	rhEPO-Therapie	Kontrollgruppe	Gesamt
Nierentransplantation	6	3	9
Gestorben	4	6	10
Andere	6	2	8
Gesamt	16	11	27

Polen (Katowice), aus der ehemaligen DDR (Rostock, Prenzlau, Neubrandenburg und Schwedt), der CSFR (Prag, Bratislava), aus Bulgarien (Sofia, Varna), Ungarn (Budapest) sowie Jugoslawien (Skopje, Belgrad) teilnehmen. In diese Studie sind insgesamt 361 Patienten einbezogen. Entsprechend dem Prüfplan erhalten 50% der Patienten über 1 Jahr das rhEPO subkutan appliziert (3mal pro Woche); 50% der Patienten bilden die Kontrollgruppe. Nach einem Jahr werden auch die Patienten der Kontrollgruppe mit rhEPO behandelt. Die initiale rhEPO-Dosierung in der Therapiegruppe war 3mal 20 E/kg KG und Woche und wurde, wenn der Δ-Hkt $<0,5$ Vol.-% war, alle 4 Wochen um 20 E/kg KG und Einzeldosis angehoben, bis der Ziel-Hkt von etwa 30 Vol.-% erreicht war. Dann wurde die zuletzt eingesetzte rhEPO-Dosierung um 50% reduziert und dem weiteren Hkt-Verlauf angepaßt.

Bei einer Zwischenauswertung im September 1990 waren die Patienten im Median 186 Tage (Spanne: 90–268 Tage) in die Studie einbezogen bzw. die Patienten der Therapiegruppe mit rhEPO behandelt.

Während der Beobachtungszeit sind 27 Patienten aus der Studie ausgeschieden, 16 Patienten aus der Therapiegruppe, 11 Patienten aus der Kontrollgruppe (Tabelle 6). Ursache für den Studienabbruch war 9mal die Nierentransplantation; 10 weitere Patienten – 4 aus der rhEPO-Gruppe unhd 6 aus der Kontrollgruppe – sind gestorben. Die Todesursachen waren:

- *in der rhEPO-Gruppe:*
  Sepsis,
  Pneumonie/septischer Schock,
  Spondylitis purulenta,
  Sepsis/Herz-Kreislauf-Versagen,
- *in der Kontrollgruppe:*
  Sepsis/Verdacht auf Endokarditis,
  dilative Kardiomyopathie/akute Dekompensation,
  hämorrhagischer Zerebralinfarkt,
  Peritonitis (CAPD-Patient),
  Hyperkaliämie,
  Embolie.

Bei allen Patienten der Therapiegruppe war ein Zusammenhang zwischen der rhEPO-Therapie und der zum Tode führende Komplikationen unwahrscheinlich.

Tabelle 7. Schwerwiegende „adverse events" im Verlauf einer kontrollierten klinischen Studie mit rhEPO-Therapie bei terminal niereninsuffizienten Hämodialysepatienten

Schwerwiegende „adverse events"	rhEPO-Therapie	Kontrollgruppe	Gesamt
Kardiovaskuläre Komplikation	6	9	15
Hypertension	7	4	11
Shuntverschlüsse	3	5	8
Respirationstrakt	2	7	9
Infektionen	9	5	14
Hyperhydratation	2	5	7
Andere	6	15	21
Gesamt	35	50	85

Bei weiteren 8 Patienten wurde die Studie ebenfalls abgebrochen. Als Gründe wurden angegeben: Non-Compliance, Depression, Nasenbluten, Nichterfüllen der Einschlußkriterien.

Während des Berichtzeitraums wurden insgesamt 261 AE's gemeldet, dabei 85 schwerwiegende (rhEPO-Gruppe: 35, Kontrollgruppe: 50) und 176 nicht schwerwiegende (rhEPO-Gruppe: 77, Kontrollgruppe: 99). Allein aus der numerischen Verteilung ist unschwer zu ersehen, daß zwischen der rhEPO- und der Kontrollgruppe keine signifikanten quantitativen Unterschiede bezüglich des Auftretens von AE's zu beobachten sind.

Tabelle 7 faßt die schwerwiegenden AE's während der Beobachtungszeit zusammen. Insgesamt wurden 15 kardiovaskuläre schwerwiegende AE's berichtet, 6 in der Therapie- und 9 in der Kontrollgruppe. Die Erkrankungen in beiden Gruppen waren praktisch identisch; ein Zusammenhang zwischen der rhEPO-Therapie und dem Auftreten von Myokardinfarkten bei 2 Patienten in der rhEPO-Therapiegruppe kann nicht ausgeschlossen werden; es wird deshalb als möglich angesehen. Der Zusammenhang der AE's bei den anderen Patienten mit rhEPO-Therapie wird als unwahrscheinlich eingeschätzt.

Bei der 7 der 165 mit Recormon behandelten Patienten (4,2%) wurde ein schwerer Hypertonus beobachtet, bei 3 der 7 Patienten im Rahmen einer hypertensiven Krise. Ein Zusammenhang zur rhEPO-Therapie kann nicht ausgeschlossen werden, er wird deshalb als möglich angesehen.

In der Kontrollgruppe wurde bei 7 der 170 Patienten (4,1%), eine schwere Hypertonie – bei einem Patienten im Rahmen einer hypertensiven Krise mit Hirnödem – beobachtet. Diese Ergebnisse weisen darauf hin, daß zumindest ein erheblicher Teil der hypertonen Reaktionen in der Therapiegruppe nicht auf das Erythropoietin, sondern auf die Grunderkrankung selbst zurückzuführen ist.

Shuntverschlüsse wurden in der rhEPO-Gruppe bei 3 Patienten und in der Kontrollgruppe bei 5 Patienten beobachtet. Weiter wurden 7 Hyperhydratationsepisoden, (bei 2 Patienten aus der Therapiegruppe und bei 5 Patienten aus der Kontrollgruppe) berichtet. Bei 9 Patienten der rhEPO-Gruppe sind Infektionen als schwerwiegende „adverse events" angegeben. Folgende Infektionen wurden beobachtet: Fistelinfektion, Non-A-/Non-B-Hepatitis, Hämaturie und Begleitzystitis, Sinusitis maxillaris, Phlegmona brachii et cubiti, Sepsis, Spondylitis.

Ein Zusammenhang zwischen der rhEPO-Therapie und den Infektionen wurde bei keinem der Patienten festgestellt. Bei 5 der 170 Patienten in der Kontrollgruppe wurden ebenfalls Infektionen als schwerwiegende AE's gemeldet. Zu diesen Infektionen gehörten: lokale Infektion der Ciminofistel, akutes Abdomen bei Peritonitis, Hepatitis B, Abszeß rechter Oberarm, Abszeß linke Hand.

Eine Erklärung für die etwas niedrigere Infektionsrate in der Kontrollgruppe im Verhältnis zur Therapiegruppe ist unklar.

Im Gegensatz dazu wurden nur bei 2 Patienten der rhEPO-Gruppe, aber bei 9 Patienten der Kontrollgruppe Affektionen des Respirationssystems beobachtet. Zu den berichteten Erkrankungen gehören v.a. Virusinfekte, Brochitiden und Pneumonien.

Zusammenfassung

1) Die vorgestellten Ergebnisse zeigen, daß sich das Sicherheitsprofil von rhEPO, wenn es subkutan verabreicht wird, qualitativ und quantitativ nicht gegenüber dem bei i.v.-Applikationen unterscheidet.
2) Auch bei subkutaner Applikation gilt, daß bei stärkerem Hkt-Anstieg mit einer stärkeren Entwicklung bzw. Aggravierung eines Hypertonus zu rechnen ist.
3) Da mit einer Dosierung von 3mal 40 E/kg KG und Woche, subkutan verabreicht, ein medianer Hkt-Anstieg von 1 Vol.-% pro Woche erreicht wird, der
    – aus medizinischer Sicht nicht notwendig ist und
    – mit erhöhter Hypertonierate einhergeht,
    werden für die s.c.-Applikation als initiale Dosierung nicht 3mal 40 E/kg KG und Woche – wie bei i.v.-Therapie – empfohlen, sondern 3mal 20 E/kg KG und Woche.
4) Die Ergebnisse aus der kontrollierten Multizenterstudie zeigen, daß auch bei subkutan verabreichtem rhEPO die meisten der berichteten „adverse events" auf die Grunderkrankung und nicht auf das rhEPO zurückzuführen sind.

Literatur

1. Bommer J, Ritz E, Weinreich T, Bommer G, Ziegler T (1988) Subcutaneous erythropoietin (letter). Lancet II:406
2. Bommer J, Barth HP, Zeier M, Mandelbaum A, Bommer G, Ritz E, Reichel H, Novack R (1991) Efficacy comparison of intravenous and subcutaneous recombinant human erythropoietin administration in hemodialysis patients. Contrib Nephrol 88:136–143
3. Bommer J, Samtleben W, Koch KM, Baldamus CA, Grützmacher P, Scigalla P (1989) Variations of recombinant human erythropoietin application in hemodialysis patients. Contrib Nephrol 76:149–158
4. Brunkhorst R, Nonnast-Daniel B, Koch KM, Frei U (1991) Hypertension as a possible complication of recombinant human erythropoietin therapy. Contrib Nephrol 88:118–125
5. Brunner FP, Broyer M, Brynger H et al. (1988) Registry report: Survival on renal replacement therapy: Data from the EDTA registry. Nephrol Dial Transplant 2:109–122

6. Granolleras C, Branger B, Shaldon S, Nonnast-Daniel B, Koch KM, Pollock M, Baldamus CA (1991) Subcutaneous erythropoietin: a comparison of daily and thrice weekly administration. Contrib Nephrol 88:144–148
7. Kampf D, Kohl A, Passlick J et al. (1989) Single-dose kinetics of recombinant human erythropoietin after intravenous, subcutaneous and intraperitoneal administration. Contrib Nephrol 76:106–111
8. MacDougall IC, Roberts DE, Coles GA, Williams JD (1991) Clinical pharmacokinetics of epoetin (recombinant human erythropoietin). Clin Pharmacokinet 202:99–113
9. Schaefer RM, Leschke M, Strauer BE, Heidland A (1988) Blood rheology and hypertension in hemodialysis patients treated with erythropoietin. Am J Nephrol 8:449–453
10. Scigalla P, Wieczorek L, Bicker U (1990) Treatment of renal anaemia with recombinant human erythropoietin: European experience. In: Garnick MB (ed) Erythropoietin in clinical applications. Dekker, New York Basel, pp 141–182
11. Sinai-Trieman L, Salusky IB, Fine RB (1989) Use of subcutaneous recombinant human erythropoietin in children undergoing continous cycling peritoneal dialysis. J Pediatr 114:550–554
12. Slingeneyer A, Faller B, Laroche B, Ehmer B, Mion C (1991) Self administrered daily subcutaneous recombinant human erythropoietin: an open randomized dose-finding study in ESRD patients receiving peritoneal dialysis. Contrib Nephrol 88:159–168
13. Stevens JM, Strong CA, Oliver DO, Winearls CG, Cotes PM (1989) Subcutaneous erythropoietin and peritoneal dialysis. Lancet I:1388–1389

Teil II.
Nierenerkrankungen und Hypertonie

Klinische Relevanz der Mikroalbuminurie

C. Hasslacher, A. Bostedt-Kiesel

Definition

Albumin kann in den Glomeruli den kapillären Filter, die Basalmembran, in geringen Mengen passieren und wird zum größten Teil im proximalen Tubulus wieder rückresorbiert. Beim Nierengesunden liegt daher die Albuminausscheidung unter 20 µg/min. Eine Erhöhung der Albuminausscheidung auf Werte von 20–200 µg/min wird heute als „Mikroalbuminurie" bezeichnet. Diese Bezeichnung wurde Ende der 70er Jahre als Ausdruck der nach wie vor niedrigen Albuminkonzentration im Urin, die durch die üblichen Teststreifen nicht faßbar waren, so gewählt [14]. Eine stärkere Albuminausscheidung geht in der Regel mit dem Verlust auch anderer Proteine, wie z. B. der Immunglobuline, einher und wird daher eher als Makroproteinurie bezeichnet. Die Grenzwerte der Albuminausscheidung sowie die annähernd entsprechenden Albuminkonzentrationen – normale Flüssigkeitszufuhr vorausgesetzt – sind in Tabelle 1 zusammengefaßt.

Tabelle 1. Albuminurredefinitionen

	Albuminauscheidungsrate		Albumin-konzentration
	Befristete Urinsammlung	24-Stunden-Urin	
Normalbereich	$< 20\ \mu g/min$	< 30 mg/24 h	< 20 mg/l
Mikroalbuminurie	$20–200\ \mu g/min$	$30–300$ mg/24 h	$20–200$ mg/l
Makroalbuminurie	$> 200\ \mu g/min$	> 300 mg/24 h	> 200 mg/l

Klinische Bedeutung der Mikroalbuminurie

Eine Mikroalbuminurie kann unter verschiedenen Bedingungen nachweisbar sein, die jedoch bezüglich der klinischen Relevanz unterschiedlich zu bewerten sind:

„Funktionelle" Mikroalbuminurie bei:

- körperlicher Aktivität,
- fieberhaften Infektionen,
- Akutdekompensation von:
  - Diabetes,
  - Hypertonus,
  - Herzinsuffizienz,
- „Streßsituationen".

„Persistierende" Mikroalbuminurie bei:

- Diabetes,
- Hypertonus,
- Schwangerschaft,
- primären Nierenerkrankungen.

Eine erhöhte Albuminausscheidung, z. B. unter stärkerer körperlicher Belastung, bei Fieber, schlechter Stoffwechsel- oder Hypertonuseinstellung, normalisiert sich rasch nach Beseitigung des auslösenden Agens und kann daher als „funktionelle" Begleitreaktion ohne großen Krankheitswert angesehen werden. Eine über Wochen nachweisbare, d. h. persistierende Mikroalbuminurie deutet dagegen mit großer Wahrscheinlichkeit auf eine Schädigung des glomerulären Filters hin und hat damit eine klinische Relevanz. Für die Praxis bedeutet dies zunächst, daß jeder positive Mikroalbuminuriebefund gegenkontrolliert werden muß, um eine „funktionelle" Mikroalbuminurie auszuschließen. Im folgenden soll die klinische Relevanz einer „persistierenden" Mikroalbuminurie für einige Erkrankungen besprochen werden.

Mikroalbuminurie bei essentieller Hypertonie

Ein akuter Blutdruckanstieg kann über eine Änderung der glomerulären Hämodynamik (Hyperfiltration) zu einer erhöhten Ausscheidung von Albumin im Mikroalbuminuriebereich führen, die sich bei medikamentöser Senkung des Blutdrucks sich sofort wieder normalisiert [3]. In einer Longitudinalstudie über 6 Monate bei Patienten mit essentieller Hypertonie und Mikroalbuminurie konnten Marre et al. [11] zeigen, daß auch eine längerfristige antihypertensive Therapie zu einer Rückbildung der Albuminausscheidung führt. Unter diesem Aspekt könnte die Mikroalbuminurie als Verlaufsparameter der Blutdruckeinstellung bei Patienten mit essentieller Hypertonie klinische Relevanz gewinnen. In weiteren Untersuchungen konnte gezeigt werden, daß bei Hypertonikern mit persistierender Mikroalbuminurie die linksventrikuläre Muskelmasse und die Prävalenz eines

Fundus hypertonicus erhöht waren [2]. Die Mikroalbuminurie scheint somit bei diesen Patienten einen schwereren Verlauf der Hochdruckerkrankung mit Endorganschädigungen nicht nur an den Nieren anzuzeigen. Mit diesen Ergebnissen stimmen Befunde überein, in denen eine schlechtere Lebensprognose bei Patienten mit Mikroalbuminurie nachgewiesen wurde [6, 15].

Mikroalbuminurie in der Schwangerschaft

Schwangerschafskomplikationen aus dem Formenkreis der Gestosen stehen auch heute noch an 2. bis 3. Stelle der Müttersterblichkeit. Des weiteren stellen sie einen bedeutenden Faktor in der Frühgeburtlichkeit und perinatalen Mortalität dar. Die EPH-Gestose ist definiert als Kombination von Ödemen, Proteinurie und Hypertonie, wobei heute als die Kardinalsyndrome Proteinurie und Hypertonie angesehen werden. Die Eiweißausscheidung liegt in der Regel > 300 mg/l im 24 h-Urin, jedoch wurde auch die Beobachtung gemacht, daß es in komplikationslosen Schwangerschaften wahrscheinlich aufgrund der veränderten Hämodynamik (Hämodilution und glomeruläre Hyperfiltration) bei einigen Schwangeren zu einer geringgradigen Albuminurie, jedoch selten über 30 mg/l kommt [13]. In den letzten Jahren befaßte man sich mit dem prädiktiven Wert der Mikroalbuminuriebestimmung hinsichtlich der Wertigkeit in der Früherkennung von Präklampsien, um so die schweren geburtshilflichen Komplikationen zu verhindern. In ersten Querschnittsuntersuchungen erwies sich die Bestimmung der Mikroalbuminurie als guter diskriminierender Parameter bei Schwangeren mit und ohne Präeklampsie, insbesondere dann, wenn man nicht nur die Albuminkonzentration betrachtete, sondern die relative Albumin-Clearance (Albumin-Clearance bezogen auf Kreatinin-Clearance) berechnete, da hier der veränderten Hämodynamik der schwangeren Patientinnen Rechnung getragen wird [9]. Inwieweit die Bestimmung der Mikroalbuminurie in der Schwangerschaft einen prädiktiven Wert für die Prognose des Auftretens einer Präklampsie besitzt und somit zur Verhinderung geburtshilflicher Komplikationen beitragen kann, werden prospektive Untersuchungen zeigen.

Mikroalbuminurie und Diabetes

Die größte klinische Relevanz hat die Mikroalbuminuriebestimmung heute zweifellos für die Frühdiagnose der diabetischen Nephropathie. Diese Komplikationen entwickeln nach entsprechend langer Diabetesdauer (25–30 Jahre) rund 30–50% der Typ-I-Diabetiker. Wie wir und andere Arbeitsgruppen kürzlich zeigen konnten, ist das Risiko der Nephropathieentwicklung beim Typ-II-Diabetiker jedoch ähnlich hoch, gleiche Diabetesdauer vorausgesetzt [8]. Die diabetische Nephropathie ist heute in Europa die zweithäufigste Ursache der Niereninsuffizienz bei Dialysepatienten und stellt somit nicht nur für den Patienten, sondern wegen der hohen Kosten der Nierensatztherapie auch für die Allgemeinheit ein großes sozialmedizinisches Problem dar. Die große Zahl dialysepflichtiger Diabetiker hat sicher vielerlei Ursachen. Ein ganz wesentlicher

Tabelle 2. Stadien der Nephropathie mit typischen Befundkonstellationen

Stadium	Zeitverlauf (Jahre nach Diabetes-diagnose)	Glomerulum-filtrat	Albuminurie	Blutdruck
1. Hyperfunktion	bei Diabetes-beginn	gesteigert	passager $> 20\ \mu g/min$	normal
2. (Klinische) Latenz		normal – hochnormal	$< 20\ \mu g/min$	normal
3. Mikroalbuminurie	5–15	im Norm-bereich abfallend	20–200 $\mu g/min$	im Norm-bereich ansteigend
4. Klinisch manifeste Nephopathie	10–15	abfallend	$> 200\ \mu g/min$	erhöht
5. Niereninsuffizienz	15–30	erniedrigt	$> 200\ \mu g/min$	erhöht

Grund ist der zu späte Zeitpunkt der Diagnose einer sich entwickelnden diabetischen Nephropathie.

Die charakteristischen Stadien der Nephropathieentwicklung bei Diabetikern sind in Tabelle 2 dargestellt.

Mangels sensitiver Verfahren wurde bis in die 80er Jahre eine sich entwickelnde Nephropathie erst erkannt, wenn die üblichen Teststreifen bei Routineurinuntersuchungen positiv wurden. Zu diesem Zeitpunkt bestand jedoch bereits eine Makroproteinurie, d.h. der Diabetiker befand sich bereits im Stadium der klinisch manifesten Nephropathie mit den prognostisch ungünstigen Charakteristika, wie progredient abnehmende Nierenfunktion, Hypertonieentwicklung, Progression einer Retinopathie und hohe kardiovaskuläre Mortalität. Auf der Suche nach Markern, die vor Auftreten einer Makroproteinurie eine ungünstige Nephropathieentwicklung vorhersagen, wurden zahlreiche Parameter untersucht:

- genetische Marker,
- Glomerula Morphologie,
- Stoffwechseleinstellung,
- Blutdruckverhalten,
- Glomerulafunktion.

Von all diesen Parametern erwies sich die Mikroalbuminurie als der beste Prädiktor für die Entwicklung einer klinisch manifesten Nephropathie. Fast 90% der Patienten mit Mikroalbuminurie entwickelten im Verlauf von durchschnittlich 8 Jahren eine Makroproteinurie, während dies bei Patienten ohne Mikroalbuminurie in einem verschwindend kleinen Prozentsatz auftrat. Die Mikroalbuminurie kennzeichnet also unter den Diabetikern die Patienten, die Gefahr laufen, ein fortgeschrittenes Nephropathiestadium zu entwickeln, falls nicht therapeutisch interveniert wird.

In den letzten Jahren wurden verschiedene Schnelltests zum Screening auf Mikroalbuminurie entwickelt, die es erlauben, sehr rasch und präzise erhöhte Albuminkonzentrationen (> 20–30 mg/l) nachzuweisen [1]. Seit kurzem steht mit dem Micral-Test ein erster Teststreifen zur Verfügung, der es gestattet, in 5 verschiedenen Stufen die Albuminausscheidung im Mikroalbuminuriebereich zu untersuchen [10]. Das regelmäßige Screening von Typ-I- und Typ-II-Diabetikern auf das Vorliegen einer Mikroalbuminurie ist heute so einfach und unkompliziert, daß es in jeder Praxis durchgeführt werden kann und wegen der großen klinischen Relevanz auch durchgeführt werden sollte.

Therapeutische Konsequenzen

In mehreren Intervationsstudien konnte in den letzten Jahren gezeigt werden, daß durch eine Optimierung der Stoffwechseleinstellung die Nephropathieentwicklung im Stadium der Mikroalbuminurie zum Stillstand oder sogar zur Rückbildung gebracht werden kann. In der größten dazu durchgeführten Studie [7] wurden je 18 Typ-I-Diabetiker mit Mikroalbuminurie entweder konventionell mit Insulin weiterbehandelt oder eine intensivierte Therapie mit der Insulinpumpe durchgeführt. Wie aus Abb. 1 hervorgeht, kam es bei sehr gut eingestellten Diabetikern (HbA$_1$ < 8%) während der 2jährigen Beobachtungsperiode zu einem Rückgang der Albuminausscheidung. Bei nur mäßiger Stoffwechseleinstellung mit HbA$_1$-Werten über 9% war der Nephropathieverlauf dagegen progredient.

Der Blutdruck hat, wie bereits oben erwähnt, einen deutlichen Einfluß auf die Albuminausscheidung, insbesondere bei Diabetikern mit Mikroalbuminurie. Dies

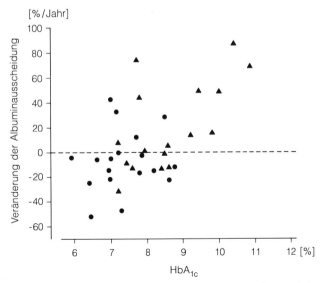

Abb. 1. Beziehung zwischen Stoffwechselkontrolle und Veränderung der Albuminausscheidung bei Typ-I-Diabetikern mit Mikroalbuminurie. ● = Patienten mit Insulinpumpe, ▲ = Patienten mit konventioneller Insulintherapie. (Nach Feldt-Rasmussen et al. [7])

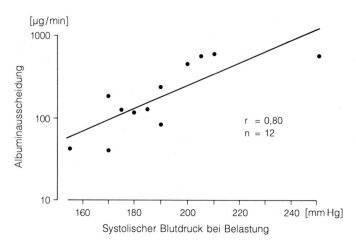

Abb. 2. Beziehung zwischen Blutdruck und Albuminausscheidung bei Typ-I-Diabetikern mit Mikroalbuminurie. (Nach Christensen [4])

konnten Christensen et al. [4] bei einigen Patienten, die fahrradergometrisch belastet wurden, sehr schön zeigen. Es bestand eine enge Beziehung zwischen Blutdruckanstieg und Albuminausscheidung (Abb. 2). Da bekannt ist, daß der Blutdruck im Stadium der Mikroalbuminurie langsam zu steigen beginnt, ist eine engmaschige Überwachung des Blutdruckverhaltens erforderlich und eine frühzeitige Therapie, d.h. ab Werten von 140/90 mmHg, indiziert. Erste Interventionsstudien haben gezeigt, daß durch eine konsequente Blutdruckbehandung die Albuminausscheidung reduziert werden kann [5, 12].

Zusammenfassung

Unter Mikroalbuminurie versteht man eine leicht erhöhte Albuminausscheidung im Bereich 20 bis 200 µg/min (30–300 mg/24 h). Von einer „funktionellen" Mikroalbuminurie ohne größeren Krankheitswert ist eine „persistierende" Mikroalbuminurie zu trennen, die auf eine Schädigung des glomerulären Filterapparates in den Nieren hindeutet. Diese Form der Albuminausscheidung ist bei Patienten mit essentieller Hypertonie als Zeichen einer Endorganschädigung und bei Patientinnen mit Präeklampsie beschrieben worden. Von größter klinischer Bedeutung ist der Befund der Mikroalbuminurie bei Diabetikern. Sie weist auf eine sich entwickelnde diabetische Nephropathie in einem so frühen Stadium hin, daß durch therapeutische Intervention, wie normnahe Stoffwechseleinstellung und engmaschige Blutdrucküberwachung, der weitere Verlauf noch reversibel gestaltet werden kann. In den letzten Jahren wurden verschiedene Schnelltests entwickelt, die geeignet sind, jeden Diabetiker auf das Vorliegen einer Mikroalbuminurie zu untersuchen.

Literatur

1. Bostedt A, Stehle B, Hasslacher C (1989) Microalbuminurie-Screening bei Diabetikern. MMW 41:734–736
2. Cerasola G, Cottone S, Ignoto GD, Grasso L, Carapelle E, Mangano MT, Nardi E, Andronico G, Seddio G (1989) Microalbuminuria as predictor of cardiovascular damage in essential hypertension. Fourth European Meeting on Hypertension, Mailand
3. Christensen CK (1983) Rapidly reversible albumin and β_2-microglobulin hyperexcretion in recent severe essential hypertension. J Hypertension 1:45–51
4. Christensen CK (1984) Abnormal albuminuria and blood pressure rise in incipient diabetic nephropathy induced by exercise. Kidney Int 25:819–823
5. Christensen CK, Mogensen CE (1985) Effect of antihypertensive treatment on progression of incipient diabetic nephropathy. Suppl. II Hypertension 7:109–113
6. Damsgaard EM, Frøland A, Jorgensen OD, Mogensen CE (1990) Microalbuminuria as predictor of increased mortality in elderly people. Br Med J 300:297–300
7. Feldt-Rasmussen B, Mathiesen ER, Deckert T (1986) Effect of two years of strict metabolic control of progression of incipient nephropathy in insulin-dependent diabetes. Lancet II:1300–1304
8. Hasslacher C, Ritz E, Wahl P, Michael C (1989) Similar risks of nephropathy in patients with type I or type II diabetes mellitus. Nephrol Dial Transplant 4:859–863
9. Irgens-Møller L, Hemmingsen L, Holm J (1986) Diagnostic value of miroalbuminuria in pre-eclampsia. Clin Chim Acta 157:295–298
10. Manegold C, Hasslacher C, Wahl P (1990) Micral-Test – Ein neuer semiquantitativer Schnelltest zum Nachweis der Mikroalbuminurie. Akt Endo Stoffw 11:105
11. Marre M, Sassano P, Corvol P, Passa P, Menard J (1988) Microalbuminuria in uncomplicated essential hypertension and its reduction by antihypertensive treatment. Diab Metab 14:232–234
12. Marre M, Chatellier G, Leblanc H, Guyene TT, Menard J, Passa P (1988) Prevention of diabetic nephropathy with enalapril in normontensive diabetics with microalbuminuria. Br Med J 297:1092–1095
13. McCance DR, Traub AI, Harley JMG, Hadden DR, Kennedy L (1989) Urinary albumin excretion in diabetic pregnancy. Diabetologia 32:236–239
14. Viberti GC, Wiseman M, Redmond S (1984) Microalbuminuria: Its history and potential for prevention of clinical nephropathy in diabetes mellitus. Diab Nephropathy 3:79–82
15. Yudkin JS, Forrest RD, Jackson CA (1988) Microalbuminuria as predictor of vascular disease in non-diabetic subjects. Lancet II:530–533

Stellenwert der Schleifendiuretika in der Hypertoniebehandlung

I. Achhammer

Einleitung

Diuretika werden seit ca. 30 Jahren erfolgreich in der Hypertoniebehandlung eingesetzt. Zahlreiche Interventionsstudien zur antihypertensive Therapie, hauptsächlich durchgeführt mit Diuretika und β-Blockern, zeigten eine klare Reduktion des Apoplexrisikos sowie der Herzinsuffizienz, konnten jedoch keine Verbesserung der koronaren Herzkrankheit (KHK) zeigen (McMahon 1990; Collins et al. 1990; Amery et al. 1990). Andererseits fehlen prospektive Studien zu neueren Antihypertonika wie ACE-Hemmer und Kalziumantagonisten in Hinsicht auf Beeinflussung von Herz-Kreislauf-Morbidität bzw. Mortalität von Hypertonikern. Aufgrund ihrer vergleichbaren Wirksamkeit und möglichen metabolischen Vorteile gegenüber Thiaziden und β-Blockern werden sie jedoch schon heute in der ersten Stufe zusammen mit β-Blockern und Diuretika empfohlen. Es gibt allerdings Stimmen, die weiterhin aufgrund fehlender Ergebnisse von Interventionsstudien strikt Diuretika und β-Blocker als First-line-Therapie empfehlen, die anderen Klassen nur bei Kontraindikationen oder Ineffektivität der beiden genannten (Swales 1990).

Schleifendiuretika in der Therapie der Hypertonie

In der Behandlung des Hypertonus wird der Terminus Diuretika bis heute meist synonym benutzt für Thiazide und deren Kombination mit Kaliumsparern. Schleifendiuretika wie Furosemid sind zwar als die potenteren Diuretika bekannt, aber andererseits als weniger wirksam in der Hypertonie (McMahon 1990). So wird ihr Einsatz bei Patienten mit hypertensivr Krise oder bei gleichzeitig bestehender eingeschränkter Nierenfunktion empfohlen.

In den letzten Jahren jedoch konnte zunehmend die Wirksamkeit von Schleifendiuretika auch in der Behandlung der Hypertonie gezeigt werden. Niedrigere Dosen als die in der Behandlung von Patienten mit Ödemen üblicherweise eingesetzten zeigten eine den Thiaziden und anderen Stoffklassen vergleichbare Wirkung (Pirelli u. Stella 1983; Cocchieri et al. 1985; Kirsten et al. 1985; Lucsko et al. 1985).

Heute weiß man, daß auch Thiazide in weit niedrigeren als in der Vergangenheit und noch heute eingesetzten Dosen antihypertensiv wirksam sind. Diese niedrigen

Dosen verursachen relativ wenig metabolische Veränderungen. Dies gilt auch für niedrige Dosen von Schleifendiuretika. Zusätzlich konnte für diese ein generell geringerer Einfluß auf den Serumkaliumspiegel und den Glukosestoffwechsel gezeigt werden (Bloomgarten et al. 1984; Mroczek et al. 1978, McMahon et al. 1990; Dupont et al. 1988).

Torasemid, ein neues Schleifendiuretikum in der Hypertonie

Torasemid ist ein neues langwirkendes Schleifendiuretikum. Es besitzt die High-ceiling-Eigenschaften seiner Klasse, verfügt jedoch im Gegensatz zu z. B. Furosemid über eine fast 100%ige Bioverfügbarkeit (Neugebauer et al. 1988), über eine längere Wirkdauer und kumuliert nicht bei Niereninsuffizienz (Dodion u. Willems 1986). In der Entwicklung von Torasemid wurden sowohl seine diuretischen wie auch antihypertensiven Eigenschaften berücksichtigt. Es konnte für Torasemid (wie für andere Diuretika) gezeigt werden, daß niedrigere Dosen als die in der Behandlung von Ödemen eingesetzten effektiv in der Behandlung der Hypertonie sind.

Klinische Pharmakologie und Dosisfindung

Klinisch-pharmakologische Studien im Vergleich zu Placebo zeigten eine dosisabhängige Zunahme von Volumen- und Natriumausscheidung für die geprüften Dosen von 2,5–20 mg Torasemid. Die niedrigen Dosen von 2,5 und 5 mg erhöhten die Volumen- und Elektrolytausscheidung nur gering und nicht signifikant über 24 h bei Einmalgabe pro Tag im Vergleich zu Placebo und zeigten außerdem keinen Einfluß auf das RAA-System bei Daueranwendung (Reyes et al. 1990a). Andererseits konnte aber schon für die niedrigste Dosis von 2,5 mg eine im Vergleich zu Placebo signifikante Blutdrucksenkung gezeigt werden (Dupont et al. 1988; Porcellati et al. 1990; Achhammer u. Metz 1991).

Eine Erhöhung der Dosis bis zu 15 mg brachte keine Erhöhung der Responderraten („Response" definiert als $RR_{diast} \leq 90$ mm Hg) von 64% bzw. 75% in 2 weiteren Titrationssstudien (Müller u. Haecker 1985, W. Vetter, unveröffentlicht).

Sorgfaltige Dosisfindungsstudien zeigten für Torasemid, daß antihypertensiver und diuretischer Effekt nicht parallel laufen, daß also die Dosis-Wirkungs-Kurve für die antihypertensive Wirkung eher flach ist im Gegensatz zu der diuretischen Dosis-Wirkungs-Kurve; eine Tatsache, die auch von anderen Diuretika bekannt ist (Beermann u. Groschinsky 1978; Materson et al. 1978; McVeigh et al. 1988; Carlson et al. 1990).

Dies zu berücksichtigen, ist in der Therapie der Hypertonie, die ja eine lebenslange Behandlung darstellt, auch im Hinblick auf die bekannten metabolischen Nebenwirkungen wie Abfall von Kalium, Magnesium, Anstieg von Harnsäure, Serumcholesterol und Triglyzeride besonders wichtig, da diese von der eingesetzten Dosis abhängig sind.

Torasemid im Vergleich zu Thiaziden

Der antihypertensive Effekt des Schleifendiuretikums Torasemid in den niedrigen Dosen von 2,5–5 mg konnte in zahlreichen Studien gezeigt werden. Vergleichssubstanzen waren sowohl Placebo, Hydrochlorothiazid, Chlorthalidon, Indapamid sowie die Kombinationen von Thiaziden mit Kaliumsparern wie Amilorid in Moduretik und Triamteren in Dytide H (Tabelle 1; Baumgart et al. 1990; Reyes et al. 1990a, Achhammer u. Eberhard 1990; Spannbrucker et al. 1988; Dupont et al. 1988, Bölke et al. 1990b; Porcellati et al. 1990).

Diese letztere Kombination Dytide H war die Vergleichssubtanz in einer Studie bei älteren Hypertonikern (Alter >60 Jahre) mit essentieller milder bis mäßiger Hypertonie. In dieser Studie wurden zusätzlich zu dem unter Praxisbedingungen gemessenen Blutdruck (24 h nach Einnahme der letzten Medikation) 24-h-Blutdruckmessungen mit dem „spacelab 5300" durchgeführt.

84 Patienten konnten nach 12 Wochen für Wirksamkeit ausgewertet werden. In der Torasemidgruppe (n=41) sank der in der Praxis gemessene Blutdruck von 166,7/100,0 mm Hg stetig und erreichte sein Steady state nach ca. 12 Wochen mit 150,0/90,0 mm Hg, was einer Responderrate ($RR_{diast} \leq 90$ mm Hg) von 75,6% entspricht. In der Dytide-H-Gruppe (n = 43) sank der Blutdruck von 170,7/102,0 mm Hg auf 150,0/88,5 mm Hg mit einer Responderrate von 72,1%.

Die Senkung des Blutdrucks verlief in dieser wie in einer weiteren Studie bei älteren Patienten anfangs etwas langsamer als unter dem Thiazid (Bölke et al. 1990a; Reyes et al. 1990a).

Die 24-h-Blutdruckmessung zeigte für beide Gruppen nach Einmalgabe eine Senkung des diastolischen Blutdrucks über die gesamte Dauer von 24 h (nach 12 Wochen) ohne negativen Einfluß auf den biphasischen Tagesrhythmus (Abb. 1).

Die Ergebnisse dieser Studie sind in Übereinstimmung mit den Ergebnissen anderer Studien mit Torasemid in der Hypertonie. Torasemid senkt den diastolischen Blutdruck vergleichbar den Thiaziden, wobei die Wirkung von Torasemid schon in der ersten Woche einsetzt, seine volle Wirksamkeit ist nach etwa 10–12 Wochen erreicht.

Tabelle 1. Veränderungen von systolischem *(SBP)* und diastolischem *(DBP)* Blutdruck, Serumkalium *(K^+)*, Serumglukose und Harnsäure nach 8 Wochen Therapie

	Placebo (n = 9)	Torasemid (n = 9)	Chlorthalidon (n = 9)
SBP [mm Hg]	− 0,2	− 13,0[a,b]	− 15,0[a,b]
DBP [mm Hg]	− 1,0	− 14,0[a,b]	− 15,0[a,b]
K^+ [mmol]	+ 0,2[a]	± 0,0[b]	− 0,6[a,b,c]
Glukose [mg/dl]	± 0,0	− 6,0	+ 15,0[a]
Harnsäure [mg/dl]	+ 0,1	+ 0,2	+ 1,4[a,b]

[a] $\leq$0,05 vs. Vorwert
[b] $\leq$0,05 vs. Placebo.
[c] $\leq$0,05 Torasemid vs. Chlorthalidon.

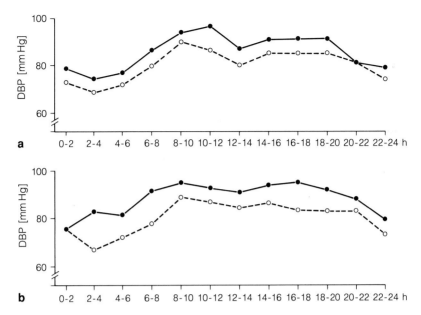

Abb. 1a, b. Zweistündlicher diastolischer Blutdruck (*DBP;* mm Hg, Median) vor Beginn (———) und nach 12 Wochen (·······) Behandlung. **a** nach Gabe von 2,5 mg Torasemid, **b** nach Gabe von 50 mg/25 mg Triamteren/Hydrochlorothiazid

Langzeitwirkung und Sicherheit

Langzeitwirkung: Zusätzlich zu den oben erwähnten Vergleichsstudien, die meist bis zu 24 Wochen dauerten, wurde auch eine dosiskontrollierte doppelblinde Studie über 1 Jahr durchgeführt, in der 2,5 und 5 mg Torasemid verglichen wurden. 98 Patienten konnten entsprechend dem Protokoll ausgewertet werden. Es zeigte sich, daß 2,5 mg/Tag in der Mehrzahl der Patienten ausreichend waren, eine milde bis mäßige Hypertonie zu kontrollieren. Der maximale Effekt war nach ca. 12 Wochen erreicht. Die Responderrate nach 4 Wochen war unter 5 mg Torasemid geringfügig höher, was dazu führte, daß eine erlaubte Dosisverdoppelung nach dieser Zeit in der 2,5-mg-Gruppe häufiger vorgenommen wurde (Baumgart et al. 1990).

Sicherheit: Wie in der oben beschriebenen Studie beeinflußte Torasemid auch in den anderen placebokontrollierten und Verumvergleichsstudien in dem Dosisbereich von 2,5–5 mg weder Serumkalium und -magnesium noch die Blutglukose signifikant. Dagegen verursachten die Monotherapie mit Indapamid, Chlorthalidon und Hydrochlorothiazid Kaliumabfälle sowie Anstiege der Blutglukose (Spannbrucker et al. 1988; Reyes et al. 1990a; Porcellati et al. 1990).

Auch in Studien im Vergleich zu kaliumsparenden Fixkombinationen wurde der Kaliumspiegel durch Torasemid vergleichbar oder geringer beeinflußt. So wurde in einer Studie im Vergleich zu der fixen Kombination Hydrochlorothiazid/ Amilorid 50/5 mg das Serumkalium unter der Kombination stärker reduziert; die

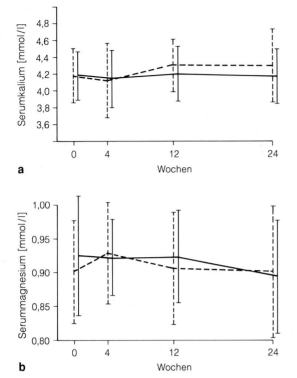

Abb. 2a, b. Einfluß von Torasemid und Triamteren/Hydrochlorothiazid auf Serumkalium **(a):** ——— 2,5 mg Torasemid 1- bis 2mal (n = 41), ——— 50/25 mg T/HCT 1-bis 2mal (n = 40); und auf Serummagnesium **(b):** ——— 2,5 mg Torasemid (n = 41), ——— 50/25 mg T/HCT (n = 40) während 24 Wochen Therapie

Zahl der Patienten mit vorübergehenden Hypokaliämien (Serumkalium < 3,5 mmol/l) betrug bei Torasemid 3 von 71 Patienten und bei der Kombination 6 von 72 Patienten (Bölke et al. 1990b).

Besonderes Augenmerk auf Kalium und Magnesium wurde in einer weiteren Studie im Vergleich zu Hydrochlorthiazid/Triamteren 25/50 mg gelegt. Wie in den anderen Studien kam es zu einer vergleichbaren Senkung des Blutdrucks und kaum zu Veränderungen der Elektrolyte, weder unter Torasemid noch unter der kaliumsparenden Kombination (Achhammer u. Eberhard 1990; Abb 2 und 3).

Mit einem vorübergehenden Anstieg der Harnsäure unter Torasemid ist wie bei allen Diuretika zu rechnen, aber auch hier im Vergleich zu Thiaziden und Kombinationen in geringerem Ausmaß, evtl. bedingt durch die niedrige nicht diuretische Dosis. Auch in der oben erwähnten Langzeitstudie konnten diese Ergebnisse bestätigt werden. Weitere Laborparameter wie Lipide oder Leberenzyme wurden unter Torasemid kaum beeinflußt.

Subjektive Nebenwirkungen traten im Vergleich zu den Thiaziden bzw. den Kombinationen nur halb so häufig auf; es wurden hauptsächlich genannt: Schwindel, Muskelkrämpfe, Schwächegefühl, Kopfschmerzen und Übelkeit.

Die heute zur Verfügung stehenden First-line-Therapeutika unterscheiden sich nicht relevant in bezug auf Responderraten (Brunner et al. 1990). Im Vordergrund stehen somit v.a. Langzeitwirkung und Sicherheit dieser meist lebenslang notwendigen Therapie. Das primäre Ziel einer derartigen Behandlung kann also nicht sein, den erhöhten Blutdruck so schnell wie möglich zu senken, sondern einen

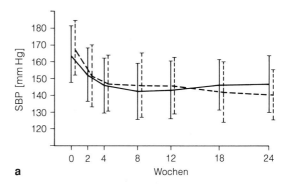

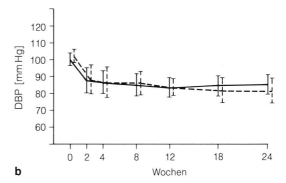

Abb. 3a, b. Verlauf des systolischen *(SBP)* und diastolischen *(DBP)* Blutdrucks unter Torasemid und Triamteren/Hydrochlorothiazid während 24 Wochen Therapie. **a** SBP: —— 2,5 mg Torasemid; – – – 50/25 mg T/HCT; **b** DBP: —— 2,5 mg Torasemid; – – – 50/25 mg T/HCT

ausreichenden Langzeiteffekt mit möglichst geringem Nebenwirkungsrisiko zu erzielen. Die langsame, nicht abrupt einsetzende Blutdrucksenkung unter Torasemid kommt diesem Prinzip entgegen. So kann auch die bei Älteren beobachtete leicht geringere Senkung des systolischen Blutdrucks ein Vorteil sein, da diese Patienten infolge einer Erniedrigung der arteriellen Compliance oft einen erhöhten systolischen Blutdruck benötigen (Staessen et al. 1990).

In der Langzeittherapie bleibt die Wirkung von Torasemid voll erhalten. Im Gegensatz zu Thiaziden beeinflußt es in den niedrigen in der Hypertonie empfohlenen Dosen den Kaliumspiegel nicht, andere metabolische Nebenwirkungen treten auch in der Langzeitbehandlung nicht auf.

Einsatz von Torasemid in Kombination mit anderen Antihypertonika und bei Patienten mit eingeschränkter Nierenfunktion

Kombination mit anderen Antihypertonika: Die Eigenschaft des Torasemids, zwar nicht kaliumsparend, eher kaliumneutral zu sein, d. h. gefahrlos bezüglich einer möglichen Hyperkaliämie wie unter den verschiedenen Kombinationen, macht es zu einem möglichen guten Kombinationspartner für die Stoffklasse der ACE-Hemmer. Dies konnte in einer Studie gezeigt werden, in der Torasemid 2,5 mg nach 4 wöchiger Monotherapie doppelblind randomisiert mit Enalapril 20 mg oder

Atenolol 200 mg für weitere 8 Wochen kombiniert wurde (Gagli, persönliche Mitteilung). Der diastolische Blutdruck sank in dieser Zeit unter beiden Kombinationen um weitere ca. 12 mmHg. Subjektive Nebenwirkungen, die evtl. auf die Kombinationen zurückzuführen wären, wurden von keinem Patienten berichtet. Laborparameter wurden nicht relevant beeinflußt. Deutlich war die zu erwartende stärkere Reduktion der Herzfrequenz unter der Kombination mit Atenolol.

Einsatz bei Patienten mit eingeschränkter Nierenfunktion: Als Schleifendiuretikum gehört Torasemid zu der Klasse von Diuretika, die auch noch bei stark eingeschränkter Nierenfunktion diuretisch wirksam bleiben. Aber auch die antihypertensive Wirksamkeit von Torasemid konnte bei diesen Patienten gezeigt werden.

Elf hypertensive Patienten mit gleichzeitig bestehenden Ödemen und eingeschränkter Nierenfunktion (GFR zwischen 5 und 20 ml/min) wurden täglich mit 0,7 mg/kg KG i.v. behandelt. Damit konnte eine deutliche Körpergewichtsreduktion, aber auch eine signifikante Reduktion von systolischem und diastolischem Blutdruck erzielt werden (Andreucci et al. 1990). Aufgrund der gemischten Indikation mußte allerdings die Dosis von Torasemid bei diesen Patienten sehr viel höher sein als bei Behandlung der essentiellen Hypertonie.

Zusammenfassung

Diuretika sind ein Markstein der modernen Hypertoniebehandlung. Durch die Resultate mehrerer großer Interventionsstudien wurde ihr uneingeschränkter Einsatz wegen der Verursachung von metabolischen Nebenwirkungen wie Abfall des Serumkaliums und -magnesiums, Erhöhung von Serumcholesterol und Triglyzeriden sowie Störungen des Glukosestoffwechsels mit den entsprechenden Folgen für den Gesamtorganismus kritisch bewertet.

Neuere Daten zeigen, daß der mögliche negative Einfluß der Thiazide auf metabolische Parameter durch den Einsatz weit niedrigerer als der für die Ödemtherapie notwendigen und in Interventionsstudien eingesetzten und auch heute noch empfohlenen Dosen vermieden werden kann – natürlich ohne Wirkungsverlust (McVeigh et al. 1988; Carlson et al. 1990).

Für Schleifendiuretika wie Furosemid gilt zwar, daß sie geringeren Einfluß auf Kaliumverlust und Glukosestoffwechsel haben, andererseits ist aber ihre antihypertensive Wirkung schwächer (Bloomgarden et al. 1984; Mroczek et al. 1978; McMahon et al. 1990).

Inzwischen wurden neue Schleifendiuretika wie Piretanid, Muzolimine und Torasemid entwickelt. Es konnte gezeigt werden, daß auch die niedrigen Dosen den Blutdruck vorgleichbar den Thiaziden und anderen Antihypertonika senken (Pirelli et al. 1983; Cocchieri et al. 1985; Kirsten et al. 1985; Lucsko et al. 1985).

Der Einsatz der niedrigen Dosis von 2,5–5 mg Torasemid als Monotherapeutikum bewirkte bei Einmalgabe eine über 24 h wirksame Blutdrucksenkung; die Responderraten lagen zwischen 50 und 70% (unterschiedlich in den verschiedenen Studien). Andererseits traten – bedingt durch die niedrige Dosis – Nebenwirkungen wie Polyurie zu Beginn der Therapie nicht auf; Serumkalium und -magnesium wurden kaum oder gar nicht beeinflußt, ebensowenig wie Lipid- und Glukosestoff-wechsel. Wie für alle Schleifendiuretika, bestehen für Torasemid keine Kontraindi-kationen; sein Einsatz ist auch bei Patienten mit eingeschränkter Nierenfunktion möglich, die Kombination von ACE-Hemmern oder β-Blockern zeigte keine spezifischen Nebenwirkungen.

Zusammenfassend kann man festhalten, daß mit der Entwicklung von Torase-mid gezeigt werden konnte, daß Schleifendiuretika einen festen Platz in der Monotherapie wie in der Kombinationstherapie der essentiellen Hypertonie haben.

Literatur

Achhammer I, Eberhard R (1990) Comparison of serum potassium levels during long-term treatment of hypertensive patients with 2.5 mg torasemide/day or 50 mg triamterene/25 mg hydrochlorothiazide/day. In: Krück F, Mutschler E, Knauf H (eds) Torasemid: Clinical pharmacology and therapeutic applications. Fischer, Stuttgart New York (Progress in pharmacology and clinical pharmacology, vol 8/11, pp 211–220)

Achhammer I, Metz P (1991) Low dose loop diuretics in essential hypertension. Drugs [Suppl 3] 41:80–91

Alderman MH, Ooi WL, Madhavan S, Cohen H (1989) Treatment-induced blood pressure reduction and the risk of myocardial infarction. JAMA 262/7:920–924

Amery A, Fagard R, Lijnen P et al. (1990) Treatment of elderly hypertensive patients. J Hypertension [Suppl 2] 8:39–47

Andreucci VE, Russo D, Memoli B, Testa A, Rampino T, Gazzotti RM (1990) Efficacy of i.v. torasemide in the treatment of acute and chronic high grade renal failure. In: Krück (eds) Torasemide: Clinical pharmacology and therapeutic applications. Fischer, Stuttgart New York (Progress in pharmacology and clinical pharmacology, vol 8 1:229–238)

Baumgart P, Walger P, Eiff M van, Achhammer I (1990) Long-term efficacy and tolerance of torasemide in essential hypertension. In: Krück F, Mutschler E, Knauf H (eds) Torasemide: Clinical pharmacology and therapeutic applications. Stuttgart New York (Progress in pharmacology and clinical pharmacology, vol 8/11, pp 169–182)

Beerman B, Groschinsky M (1978) Antihypertensive effect of various doses of hydrochlorothi-azide and its relation to the plasma level of the drug. Eur J Clin Pharmacol 13:195–201

Bloomgarten ZT, Ginsberg-Fellner F, Rayfield EJ, Bookman J, Brown WV (1984) Elevated hemoglobin A and low-density lipoprotein cholesterol levels in thiazide-treated diabetic patients. Am J Med 77:823–827

Boelke T, Achhammer I, Meyer-Sabellek WA, Streitberg P (1990a) Tages- und Nachtrhythmik ambulanter 24-h-Blutdruckwerte von älteren essentiellen Hypertonikern bei Therapie mit verschiedenen Antihypertonika. Hochdruck 10:40

Boelke T, Achhammer I, Meyer-Sabellek WA (1990b) Blutdrucksenkung und metabolische Veränderungen bei essentiellen Hypertonikern nach Langzeitgabe unterschiedlicher Diuretika. Hochdruck 9:40–41

Brunner HR, Menard J, Waeber B et al. (1990) Treating the individual hypertensive patient: considerations on dose, sequential monotherapy and drug combinations. J Hypertens 8:3–11

Carlson JE, Kober L, Torp-Peterson C, Johanson P (1990) Relation between dose of bendrofluazide, antihypertensive effect and adverse biochemical effects. Br Med J 300:975–978

Cocchieri M, Chiuini E, Fortunati F, Fedeli L, Solinas P (1985) Efficacy of two different doses of muzolimine in the treatment of mild hypertension. Z Kardiol [Suppl 2] 74:56–59

Collins R, Peto R, McMahon et al. (1990) Blood pressure, stroke and coronary heart disease, part 2: Short-term reductions in blood pressure: overview of randomized drug trials in their epidemiological context. Lancet 335:827–838

Dodion L, Wollem JL (1986) Study of the elimination kenetics of Torasemide, a novel loop diuretic, in renal insufficiency. Eur J Clin Pharmacol [Suppl] 31:1–7

Dupont AG, Schoors D, Six RO, Vanhaelst L (1988) Antihypertensive efficacy of low dose torasemide in essential hypertension: a placebo-controlled study. J Hum Hypertens 2:265–268

Freis ED (1989) Critique of the clinical importance of diuretic induced hypokalemia and elevated cholesterol level. Arch Intern Med 149:2640–2648

Kirsten R, Molz KH, Tzonev I, Nelson K (1985) Clinical evaluation of muzolimine and indapamide during treatment for essential hypertension. Z Kardiol [Suppl 2] 74:66–72

Knauf H, Spahn H, Rücker H-M, Mutschler E (1990) The loop diuretic torasemide in renal failure. Kinetics and dynamics. In: Krück F, Mutschler E, Knauf H (eds) Torasemide: Clinical pharmacology and therapeutic applications. Fischer, Stuttgart (Progress in pharmacology and clinical pharmacology, vol 8/1, pp 81–93)

Komajda M, Klimczak K, Boutin B et al. (1990) Effects of indapamide on left ventricular mass and function in systemic hypertension with left ventricular hypertrophy. Am J Cardiol 65:37H–42H

Lucsko M, Kerihuel JC, Chaignon M, Aubert P, Guedon K (1985) Comparative study of muzolimine and acebutolol in the treatment of moderate hypertension. Z Kardiol [Suppl 2] 74:73–76

Materson B, Oster J, Michael UF et al. (1978) Dose response of chlorthalidone in patients with mild hypertension: Efficacy of a lower dose. Clin Pharcol Ther 24:192–198

McMahon FG (1990) Management of essential hypertension. The once-a-day- era. Futura, Mount Kisco New York, pp 297–378

McMahon S, Petro R, Cutler J et al. (1990) Blood pressure, stroke and coronary heart disease, part I: Prolonged differences in blood pressure: prospective observational studies corrected for the regression dilution bias. Lancet 335:765–774

McVeigh G, Galloway D, Johnston D (1988) The case for low dose diuretics in hypertension: comparison of low and conventional doses of cyclopenthiazide. Br Med J 297:95–98

Morgan TO (1990) Metabolic effects of various antihypertensive agents. J Cardiovasc Pharmacol [Suppl 5] 15:39–45

Morgan T et al. (1984) J Cardiovasc Pharmacol 5:269–273

Mroczek WJ, Martin CH, Hattwick MAW, Kennedy M (1978) Once daily furosemide therapy in diuretic-treated hypertensive patients. Curr Ther Res 24:824–830

Mueller G, Haecker W (1985) Torasemide a new loop diuretic in the treatment of essential hypertension without renal impairment. (Cardiovascular Pharmacotherapy International Symposium, Geneva, abstr no 13)

Neugebauer G, Besenfelder E, Möllendorff E von (1988) Pharmacokinetics and metabolism of torasemide in man. Drug Res 38 I:164–171

Pirelli A, Stella M (1983) Comparison of the antihypertensive effects of methyldopa and muzolimine in arterial hypertension. In: Andreucci VE (ed) Recent advances in diuretic therapy. Excerpta Medica, Amsterdam, pp 127–135

Porcellati C, Verdecctria P, Schillaci G et al. (1990) La torasemide, nuovo diuretico dell'ansa, nel trattamento dell'ipertensione arteriosa. Studio controllata in doppia cecitas. Basi Razion Ter 20:407–410

Reyes AJ, Leary WP, Byl K van der, Manaraj B (1988) Renal excretory pharmacodynamics of diuretics in man: Comparison between furosemide, hydrochlorothiazide and toresamide. Fischer, Stuttgart New York (Progress in pharmacology, vol 6/3, pp 83–151)

Reyes AJ, Chiesa PD, Santucci MR et al. (1990a) Hydrochlorothiazide vs. a non-diuretic dose of torasemide as once-daily antihypertensive monopharmacotherapy in elderly patients. A randomized and double-blind study. In: Krück F, Mutschler E, Knauf H (eds) Torasemide: Clinical pharmacology and therapeutic applications. Fischer, Stuttgart New York (Progress in pharmacology and clinical pharmacology, vol 8/11, pp 183–210)

Reyes AJ, Leary WP, Byl K van der (1990b) Excretions of urinary fluid and solutes after single doses of furosemide and hydrochlorothiazide and of four different single doses of the diuretic torasemide in healthy subjects. In: Krück F, Mutschler E, Knauf H (eds) Torasemide: Clinical pharmacology and therapeutic applications. Fischer, Stuttgart New York (Progress in pharmacology and clinical pharmacology, vol 8/1, pp 47–72)

Skarfors ET, Lithell HO, Selernius I, Aberg H (1989) Do antihypertensive drugs precipitate diabetes in predisposed man? Br Med J 298:1147–1152

Spannbrucker N, Achhammer I, Metz P, Glocke M (1988) Comparative study on the antihypertensive efficacy of torasemide and indapamide in patients with essential hypertension. Arzneimittelforsch 38:190–193

Staessen J, Amery A, Fagard R (1990) Editorial review. Isolated systolic hypertension in the elderly. J Hypertension 8:393–405

Swales JD (1990) First line treatment in hypertension. Stil β-blockers and diuretics. Br Med J 301:1172–1173

Thompson WG (1990) Review: An assault on old friends: Thiazide diuretics under siege. Am J Med Sci 300:152–158

Teil III.
Neue Perspektiven der Behandlung von Knochenstoffwechselstörungen

Bisphosphonate:
Eine neue Stoffklasse zur Therapie von Knochenkrankheiten.
Pharmakologische Grundlagen zur klinischen Anwendung

H. Fleisch

Einleitung

Im folgenden ist der derzeitige Wissenstand zur Pharmakologie der Bisphosphonate und ihrer Anwendung bei Knochenkrankheiten kurz zusammengefaßt. Die Literaturhinweise sind absichtlich auf ein Minimum beschränkt. Sollten weitergehende Informationen über die Bisphosphonate im allgemeinen erwünscht sein, so sei der Leser auf eine neuere Übersicht verwiesen (Fleisch 1988).

Die *Bis*phosphonate, vormals irrtümlicherweise *Di*phosphonate genannt, sind eine neue Arzneimittelklasse, die in den vergangenen beiden Jahrzehnten für den Einsatz in der Diagnose und Therapie verschiedener Erkrankungen des Knochenstoffwechsels entwickelt wurden. Die Idee zu einer derartigen Verwendung dieser Substanzen entstand aus früheren Studien über die Rolle von anorganischem Pyrophosphat (Übersicht s. Fleisch u. Russell 1970). Wir hatten festgestellt, daß Plasma und Urin eine Substanz enthalten, welche sowohl die Kalziumphosphatbildung als auch deren Auflösung in vitro hemmt. Wir identifizierten diesen Hemmkörper als anorganisches Pyrophosphat, eine Verbindung, die zuvor in den genannten Körperflüssigkeiten noch nicht beschrieben worden war, und schlugen vor, daß Pyrophosphat in vivo die Verkalkung und die Mineralauflösung steuern würde (Fleisch et al. 1966).

Pyrophosphat schien jedoch wegen seiner raschen Zerstörung im Körper zur Behandlung von Erkrankungen mit ektopischen Kalzifikationen oder erhöhter Knochenresorption unter systemischer Therapie in vivo nicht sehr geeignet. Eine Ausnahme ist dessen topische Applikationen bei Zahnstein; Pyrophosphat ist denn auch heute weltweit das in Zahnpasten am häufigsten verwendete Mittel zur Verhütung von Zahnstein.

Wir suchten daher nach Analogen, welche eine dem Pyrophosphat ähnliche physikalisch-chemische Aktivität aufwiesen, die jedoch einer enzymatischen Hydrolyse widerstehen und somit im Körper nicht abgebaut würden. Die Bisphosphonate, deren Wirkung zum ersten Mal 1968 beschrieben wurde (Fleisch et al. 1968), erfüllten diese Bedingungen. Ihre Entwicklung ist ein sehr gutes Beispiel für die Bedeutung, die der Grundlagenforschung bei der Entwicklung neuartiger pharmakologischer Substanzen zukommt, und für die enge Beziehung zwischen grundlegender und angewandter Forschung.

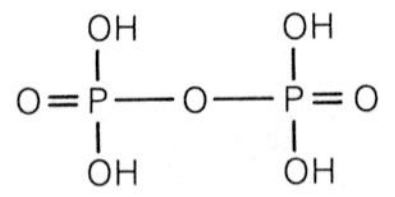

$$O=\overset{\displaystyle OH}{\underset{\displaystyle OH}{P}}-O-\overset{\displaystyle OH}{\underset{\displaystyle OH}{P}}=O$$

Pyrophosphorsäure

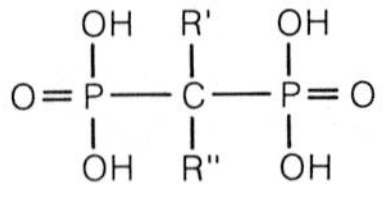

$$O=\overset{\displaystyle OH}{\underset{\displaystyle OH}{P}}-\overset{\displaystyle R'}{\underset{\displaystyle R''}{C}}-\overset{\displaystyle OH}{\underset{\displaystyle OH}{P}}=O$$

Bisphosphonsäure

Abb. 1. Strukturformeln von Pyrophosphorsäure und Bisphosphonsäure

Chemie

Die geminalen Bisphosphonate haben als Grundstruktur eine P-C-P-Verbindung. Sie sind also Analoge des Pyrophosphats, wobei ein Kohlenstoffatom (C-Atom) anstelle eines Sauerstoffatoms (O_2-Atom) vorhanden ist (Abb. 1). Diese Struktur ermöglicht zahlreiche Varianten, insbesondere durch die Veränderung der beiden Seitenketten am Kohlenstoffatom. Eine große Zahl von Bisphosphonaten wurde bereits synthetisiert, und es folgen immer noch mehr. Die in Abb. 2 erwähnten Substanzen werden z. Z. in der Behandlung der osteolytischen Knochenkrankheiten eingesetzt, wobei die 3 ersten bereits im Handel sind und die 5 weiteren z. Z. in klinischer Evaluation stehen.

Es hat sich herausgestellt, daß schon geringfügige Änderungen der Struktur der Seitenkette zu umfangreichen Veränderungen der biologischen Eigenschaften führen können. Dies bedeutet, daß es nicht möglich ist, die Ergebnisse von einer Verbindung zur anderen ohne weiteres zu extrapolieren und daß jedes Bisphosphonat im Hinblick auf seine Aktivität, seine Pharmakokinetik und insbesondere auf seine Toxizität als eigenständige Verbindung angesehen werden muß.

Physikalisch-chemische Eigenschaften

Erwartungsgemäß haben sich die physikalisch-chemischen Eigenschaften der Bisphosphonate wegen ihrer strukturellen Analogie denen des Pyrophosphats als sehr ähnlich erwiesen. So hemmen sie in vitro nicht nur Bildung und Aggregation, sondern auch die Auflösung von Kalziumphosphatkristallen (Fleisch et al. 1969; Francis et al. 1969). Diese Wirkung steht im Zusammenhang mit der ausgeprägten Affinität der Bisphosphonate für Kalziumphosphat (Jung et al. 1973).

Wirkung von Bisphosphonaten auf die Verkalkung

Gewisse Bisphosphonate können die beim Tier durch verschiedene Mittel hervorgerufenen ektopischen Verkalkungen verhindern. So hemmen beispielsweise Etidronat und Clodronat die durch hohe Dosen von Vitamin D_3 induzierten Verkalkungen in Arterien und Nieren (Fleisch et al. 1970). Jedoch nicht nur ektopische Kalzifikationen, sondern auch die normale Mineralisation des Knochens, Knorpels und Dentins kann gehemmt werden (Schenk et al. 1973). Diese Wirkung tritt aber nur bei hoher Dosierung auf, für Etidronat liegt sie bei der Ratte auf über 5 mg P/kg s.c. Interessanterweise ist Clodronat in dieser Beziehung

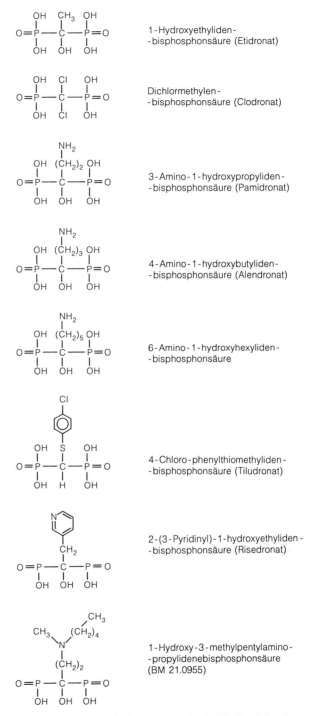

Abb. 2. Formeln der beim Menschen eingesetzten Bisphosphonate in der Reihenfolge ihrer chronologischen Beschreibung

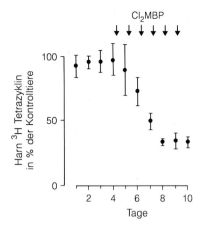

Abb. 3. Wirkung von Clodronat auf die Knochenzerstörung bei der Ratte, gemessen durch die Harnausscheidung von ^{3}H-Tetrazyklin, das vor dem Versuch im Skelett eingebaut wurde. (Aus Mühlbauer u. Fleisch 1990)

weniger effektiv als Etidronat, obwohl seine Wirkung auf ektopische Verkalkungen gleich stark oder sogar stärker als diejenige von Etidronat ist.

Wirkung von Bisphosphonaten auf die Knochenzerstörung

Der Befund, daß Bisphosphonate in vitro die Auflösung der Kalziumphosphatkristalle hemmen, legte den Schluß nahe, daß sie in vivo die Knochenresorption beeinflussen würden. Diese Hypothese erwies sich als richtig, jedoch war der Wirkungsmechanismus anders, als von uns ursprünglich angenommen.

So hemmen viele Bisphosphonate, sowohl in Kultur (Reynolds et al. 1972) als auch in vivo, die Knochenresorption. In vivo kann die Aktivität beim normalen Tier wie auch in verschiedenen Modellen mit erhöhter Knochenzerstörung nachgewiesen werden. Im ersten Fall wird die Wirkung einerseits morphologisch ersichtlich, wobei der Knochen dichter wird (Schenk et al. 1973). Andererseits kann sie mittels kinetischer ^{45}Ca-Studien (Gasser et al. 1972), Hydroxyprolinausscheidung im Harn oder anhand der Ausscheidung radioaktiven Tetrazyklins, welches zuvor in den Knochen eingebaut wurde (Mühlbauer u. Fleisch 1990), dargestellt werden. Die Wirkung beginnt nach etwa 48 h und hat nach 4 Tagen ein Maximum erreicht (Abb. 3).

Aber auch die experimentell induzierte Knochenzerstörung, z. B. durch Verabreichung von Parathormon (Russell et al. 1970) oder von Retinoiden (Trechsel et al. 1987), wird gehemmt. Das gleiche gilt für experimentell erzeugte Osteoporose, z. B. durch Immobilisation (Mühlbauer et al. 1971) oder durch eine Serie von anderen Methoden, wie Verabreichung von Kortikosteroiden (Jee et al. 1981), Heparin oder Ovariektomie (Shiota 1985).

Schließlich vermögen Bisphosphonate die Knochenzerstörung durch Tumore zu hemmen, sei es, daß die Osteolyse durch einen humoralen Mechanismus ausgelöst wurde oder daß eine durch den Tumor in situ bewirkte Zerstörung vorliegt.

So können die Bisphosphonate der beim Tier durch s.c. implantierte Walker 256 Karzinomzellen (Johnson et al. 1982; Guaitani et al. 1984) oder Leydigzellen

(Martodam et al. 1983) induzierten Hyperkalzämie und Hyperkalziurie vorbeugen. Schon eine Injektion reicht aus, um den Knochenabbau für längere Zeit zu hemmen (Kozak et al. 1987). Die Wirkung auf die Kalziurie ist ausgeprägter als die auf die Kalzämie. Dies läßt sich dadurch erklären, daß die Hyperkalzämie sowohl auf den Knochenabbau als auch auf eine erhöhte tubuläre Rückresorption des Kalziums zurückzuführen ist (Rizzoli et al. 1986), die Hyperkalziurie dagegen nur auf den Knochenabbau. Die Bisphosphonate wirken jedoch allein auf den ersten Prozeß.

Auch die Knochenzerstörung durch die Tumorzellen selbst wird verhindert. Dies ist der Fall für Walker-Karzinomzellen (Jung et al. 1984) wie auch für andere Tumorzellen, z. B. die der Harnblase (Nemoto et al. 1987), der Mamma (Garattini et al. 1987), der Prostata (Pollard u. Luckert 1985) oder des Myeloms (Radl et al. 1985). Allerdings ist zu bemerken, daß die Bisphosphonate nur den knochenresorbierenden Einfluß der Tumorzellen hemmen, jedoch auf die Vermehrung der Tumorzellen selbst keinen Einfluß haben.

Wirkungsmechanismen

Der Effekt der Bisphosphonate auf die Verkalkung läßt sich wohl am besten durch die physikalisch-chemische Hemmung des Kalziumphosphatkristallwachstums erklären.

Der Mechanismus, der zur Hemmung der Knochenresorption führt, läßt sich aber nicht durch deren Wirkung auf die Kristallauflösung erklären, sondern basiert auf einem zellulären Effekt. Dabei zeigt sich die Annahme am wahrscheinlichsten, daß Bisphosphonate die Osteoklastenaktivität hemmen. Eine solche direkte Hemmaktivität wurde in vitro an isolierten Osteoklasten nachgewiesen (Flanagan u. Chambers 1989; Sato u. Grasser 1990). Dieser Mechanismus wird dadurch untermauert, daß Bisphosphonate in vivo eine morphologische Veränderung der Osteoklasten bewirken, indem diese größer werden und die Zahl der Zellkerne erhöht ist (Schenk et al. 1973; Miller u. Jee 1979).

Bisphosphonate können in Zellen eindringen (Fast et al. 1978; Felix et al. 1984) und an Zellen zahlreiche biochemische Effekte hervorrufen, von denen viele für die Knochenresorption von Bedeutung sein könnten. So vermindern sie in Knochenzellen die Milchsäureproduktion (Fast et al. 1978) und die Prostaglandinsynthese (Felix et al. 1981), weiter die Aktivität lysosomaler Enzyme (Felix et al. 1976) und schließlich die Säureproduktion der Osteoklasten selbst (Carano et al. 1990).

Störend ist jedoch, daß z. Z. noch keine quantitative Korrelation zwischen einem der beschriebenen Effekte in vitro und der Hemmung der Knochenzerstörung in vivo besteht, wenn verschiedene Verbindungen verglichen werden. Es wäre möglich, daß verschiedene Bisphosphonate durch unterschiedliche Mechanismen wirken können. Insbesondere scheint es, daß Clodronat anders wirkt als die Bisphosphonate, die eine Aminogruppe enthalten (Boonekamp et al. 1986). Obwohl dies nicht bewiesen ist, wird allgemein angenommen, daß die Bisphosphonate zuerst auf das Knochenmineral abgelagert und danach durch die Osteoklasten bei der Knochenzerstörung aufgenommen werden (Abb. 4).

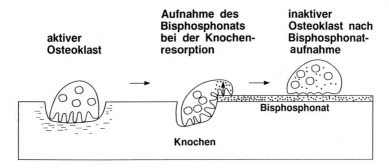

Abb. 4. Hypothetischer Wirkungsmechanismus der Bisphosphonate auf die Osteoklasten

Es wurde vorgeschlagen, daß in gewissen Fällen der Effekt durch eine Abnahme der Osteoklastenzahl erklärt werden könnte. Wenn dies unter gewissen Umständen der Fall sein könnte, so trifft es jedoch bei weitem nicht immer zu, da – zumindest bei Tieren – trotz Hemmung der Knochenresorption die Zahl der Osteoklasten häufig nicht abnimmt, sondern im Gegenteil zunimmt (Mühlbauer et al., 1991).

Eine andere Möglichkeit ist, daß Bisphosphonate nicht nur direkt auf die Osteoklasten wirken, sondern indirekt über eine andere Zelle, z. B. die Makrophagen. Diese sind in der Tat sehr empfindlich gegenüber diesen Substanzen, die sowohl ihre Vermehrung (Cecchini et al. 1987, 1990) als auch ihre Aktivität vermindern (Chambers 1980). Da Makrophagen eine Vielzahl von knochenresorbierenden Zytokinen erzeugen, ist es denkbar, daß ein Teil der Hemmung über diese Zellen abläuft.

Welches auch immer der Wirkungsmechanismus ist, so ist wahrscheinlich doch die große Affinität des P-C-P-Anteils des Moleküls zum Knochenmineral von Wichtigkeit. Ferner ist es klar, daß die Seitenketten für die Aktivität relevant sind, was den großen Unterschied von Substanz zu Substanz erklärt.

Antiresorbierende Aktivität verschiedener Bisphosphonate

Wie schon erwähnt, variiert die antiosteolytische Hemmaktivität außerordentlich je nach Bisphosphonat. In den letzten Jahren wurde versucht, durch Abänderung der Seitengruppen die Aktivität zu steigern, was auch in hohem Maße gelungen ist. Denn das BM 21.0955, das wir in Zusammenarbeit mit Boehringer Mannheim entwickelt haben und das z. Z. das potenteste beschriebene Bisphosphonat ist, ist 10000mal aktiver als das zuerst untersuchte Etidronat (Mühlbauer et al., 1991). Interessant dabei ist, daß alle hochwirksamen Substanzen ein Stickstoffatom (N) aufweisen, entweder als Aminogruppe am Ende, in der Seitenkette oder als Stickstoffatom in einem aromatischen Ring. Der Grund dieser Tatsache ist noch unbekannt. Ferner enthalten alle hochaktiven Substanzen eine Hydroxylgruppe am Kohlenstoffatom. Leider besteht z. Z. noch keine rationale Erklärung dieser Aktivitätsunterschiede und keine Struktur-Aktivitäts-Relation.

Pharmakokinetik der Bisphosphonate

Es wird angenommen, daß die P-C-P-Grundstruktur unverändert resorbiert, gespeichert und ausgeschieden wird. Was die Seitenketten betrifft, könnte dies vom jeweiligen Bisphosphonat abhängen. Etidronat und Clodronat werden allem Anschein nach nicht metabolisiert.

Die intestinale Resorption der bis heute untersuchten Bisphosphonate ist gering, zwischen 1 und 10% der oralen Dosis. Sie ist höher in der Jugend und zeigt große Unterschiede zwischen verschiedenen Spezies, innerhalb einer einzelnen Spezies und von Tag zu Tag beim gleichen Menschen oder Tier (Michael et al. 1972; Recker u. Saville 1973; Gural 1975; Yakatan et al. 1982). Für Clodronat z. B. liegt sie beim Menschen in der Größenordnung von 1–2% der oralen Dosis (Yakatan et al. 1982). Die Resorption wird durch Kalzium gehemmt; das ist auch der Grund dafür, daß die Bisphosphonate nicht mit dem Essen und insbesondere nicht mit Milch verabreicht werden dürfen.

Vom resorbierten Anteil werden zwischen 20 und 50% im Körper gespeichert, dies fast ausschließlich im Knochen, wobei der Rest meist innerhalb von 24 h rasch mit dem Urin ausgeschieden wird (Michael et al. 1972; Conrad u. Lee 1981; Yakatan et al. 1982; Hanhijärvi et al. 1989). Die Halbwertszeit der zirkulierenden Bisphosphonate ist kurz und beträgt bei der Ratte nur einige Minuten (Bisaz et al. 1978). Beim Menschen ist sie mit etwa 2 h etwas länger (Conrad u. Lee 1981; Yakatan et al. 1982). Die Substanz gelangt rasch in den Knochen, mit einer Geschwindigkeit, die ähnlich der von Kalzium und Phosphat ist (Bisaz et al. 1978). Es wurde errechnet, daß die Knochenclearance mit einer vollständigen Extraktion durch das Skelett kompatibel ist, so daß die Aufnahme in das Skelett zum Teil durch die Intensität der Vaskularisation im Knochen bestimmt würde (Bisaz et al. 1978). Die renale Clearance von Clodronat liegt sowohl bei der Ratte (Troehler et al. 1975) als auch beim Menschen (Conrad u. Lee 1981; Hanhijärvi et al. 1989) hoch und übersteigt möglicherweise in Einzelfällen diejenige von Inulin.

In einigen Studien wurde gefunden, daß Clodronat und Pamidronat in erheblichen Mengen in Milz und Leber abgelagert werden können, insbesondere in den Makrophagen (Wingen u. Schmähl 1987; Mönkkönen 1988; Mönkkönen et al. 1989a). Später zeigte es sich jedoch, daß dies speziell dann vorkam, wenn die Verbindung zusammen mit Wasser verabreicht wurde; dieses Phänomen ist möglicherweise auf eine Komplexbildung mit Eisen zurückzuführen, das während der durch die Infusionslösung induzierten Hämolyse freigesetzt wird (Mönkkönen et al. 1989b; Mönkkönen u. Ylitalo 1990). Ferner wurden große Mengen verabreicht, so daß Bisphosphonataggregate evtl. auch mit Kalzium gebildet wurden, die dann von den Zellen des retikuloendothelialen Systems phagozytiert werden. Daher sind diese Ergebnisse und alle Studien, bei denen große Mengen von Bisphosphonaten rapid und intravenös verabreicht werden, nur mit großem Vorbehalt zu interpretieren.

Gegenüber der kurzen Halbwertszeit im Plasma ist die Halbwertszeit im Skelett lang und beträgt beim Tier Monate oder Jahre (Wingen u. Schmähl 1987; Mönkkönen 1988; Mönkkönen et al. 1989a). Es sieht so aus, als werde die Substanz nur dann freigesetzt, wenn der Knochen, in dem sie enthalten ist, zerstört wird und somit die Halbwertszeit im Körper vom Umsatz des Skelettes selbst abhängt. Da die Bisphosphonate die Resorption des Knochens, in dem sie eingebaut sind, hemmen, wird ihre Halbwertszeit noch verlängert und es ist nicht unmöglich, daß beim Menschen ein Teil der verabreichten Bisphosphonate lebenslänglich im Knochen bleibt. Allerdings ist dies auch für andere Substanzen mit großer Knochenaffinität der Fall, z. B. für die Tetrazykline.

Toxizität

In der Literatur liegen nur wenige toxikologische Untersuchungen an Tieren vor. Die akuten Effekte sind auf eine Hypokalzämie durch Kalziumbindung zurückzuführen. Die ersten chronischen Effekte sind für Etidronat eine Hemmung der Knochenverkalkung mit Frakturen und für Clodronat eine Verlangsamung des Knochenumbaus, der – wenn sie sehr ausgeprägt ist, – auch mit Frakturen einhergehen kann (Flora et al. 1980). Höhere Dosen können zu Störungen des Thymus, der Niere und der gastrointestinalen Schleimhaut führen.

Beim Menschen sind erstaunlich wenige Nebenwirkungen bekannt. Etidronat führt bei Verabreichung von etwa 1 g/Tag zu Osteomalazie. Pamidronat und andere Aminobisphosphonate lösen eine „akute Phase Reaktion" mit Fieber und Veränderung des Blutbildes aus, die jedoch binnen 1–2 Tagen wieder verschwinden. Ferner kann oral verabreichtes Pamidronat zu gastrointestinalen Störungen führen. Clodronat wird im allgemeinen sehr gut vertragen.

Klinische Anwendung

Bis heute konzentrieren sich die klinische Anwendungen auf 3 Hauptbereiche:

1) Verwendung in der Nuklearmedizin als Knochenmarker in Form von ^{99m}Tc-Derivaten für diagnostische Zwecke bei Knochenkrankheiten.
2) Therapeutische Anwendung bei Patienten mit ektopischen Kalzifikationen und Verknöcherungen.
3) Therapeutische Anwendung bei Patienten mit erhöhter Knochenzerstörung.

Zu 1: Wegen ihrer großen Affinität zu Kalziumphosphatkristallen und somit zu Knochenmineral werden Pyrophosphat, Polyphosphate und Bisphosphonate, gekoppelt mit ^{99m}Tc zur szintigraphischen Diagnose von Knochenkrankheiten weltweit eingesetzt.

Zu 2: Ausgehend von der präventiven Wirkung gewisser Bisphosphonate auf ektopische Verkalkungen und Verknöcherungen beim Tier, hoffte man, eine ähnliche Wirkung beim Menschen zu finden. Praktisch wurde allerdings nur Etidronat untersucht. Leider sind die Ergebnisse nicht so eindeutig wie erwartet.

Bis heute ist noch unklar, ob Verkalkungen von Weichgeweben, z. B. bei Sklerodermie, Calcinosis universalis und Dermatomyositis, durch Bisphosphonate gehemmt werden können. Bei Urolithiase wird die Verabreichung nicht empfohlen, da die Dosis, welche einige Wirksamkeit aufweist, auch zu einer Hemmung der normalen Knochenverkalkung führt. Gewisse Bisphosphonate werden Zahnpasten zugesetzt, um die Entwicklung von Zahnstein zu hemmen, doch der am häufigsten gebrauchte Hemmstoff ist z. Z. Pyrophoshat.

Bei ektopischen Verknöcherungen, z. B. Myositis ossificans progressiva, Paraplegie oder nach totaler Hüftprothese scheint es, daß Etidronat in gewissen Fällen zu einer Verzögerung der Progression der Verknöcherung führen kann.

Zu 3): Wenn bei der Wirksamkeit auf ektopische Verkalkungen und Verknöcherungen z. Z. noch Zweifel bestehen, so ist die Aktivität der Bisphosphonate auf die Knochenresorption unbestritten. Die meisten Untersuchungen wurden bei Kranken mit M. Paget und bei tumoraler Knochenzerstörung durchgeführt.

Bei M. Paget wird der Knochenumbau von allen bisher untersuchten Bisphosphonaten gehemmt. Die meisten Untersuchungen wurden mit Etidronat durchgeführt, welches zu einer Standardtherapie bei dieser Krankheit geworden ist.

Was die tumorale Knochenzerstörung betrifft, so existiert die umfassendste Literatur über Clodronat (s. Brunner et al. 1989) und Pamidronat (siehe Burckhardt 1989). Beide Substanzen sind wirksam, ob parenteral oder oral gegeben, wogegen Etidronat eine geringere Aktivität hat (s. Canfield 1987).

Schließlich können Bisphosphonate auch die Entwicklung verschiedener Osteoporosetypen verlangsamen oder sogar ganz vorbeugen. Dies wurde sowohl bei der Immobilisationsosteoporose, bei der Kortikosteroid-induzierten Osteoporose und vor kurzem auch bei der postmenopausalen Osteoporose gezeigt (Storm et al. 1990; Watts et al. 1990). Bei letzterer wurde nicht nur der Knochenverlust gehemmt, sondern es kam sogar zu einem Anstieg der Knochenmasse. Ferner führte die Therapie zu einer Verminderung der Frakturinzidenz.

Zusammenfassung

Die geminalen Bisphosphonate sind chemisch durch eine P-C-P-Bindung gekennzeichnet. Durch Änderung der Seitenketten auf dem Kohlenstoffatom entstehen verschiedene Verbindungen, wobei jede ihre physikalisch-chemischen, biologischen, therapeutischen und toxikologischen Eingenschaften besitzt. Im allgemeinen bewirkt aber die P-C-P-Struktur eine starke Affinität zu Kalziumphosphat, was die selektive Anreicherung dieser Substanzen in vivo im Knochen erklärt.

Viele der Bisphosphonate sind sehr potente Inhibitoren der Knochenresorption, wobei diese Aktivität je nach Bisphosphonat sehr verschieden ist. Der Wirkungsmechanismus ist noch nicht vollständig bekannt, findet aber auf zellulärer Ebene statt.

Die intestinale Resorption der Bisphosphonate ist gering, liegt im Bereich einiger Prozent. Vom resorbierten Anteil gehen etwa $1/3$ in den Knochen und $2/3$ in den Urin. Die Halbwertszeit im Knochen ist sehr lang, so daß diese Substanzen über Jahre im Knochen verbleiben. Ein Abbau wurde bis heute nicht beschrieben.

Beim Menschen werden Bisphosphonate therapeutisch hauptsächlich zur Hemmung der Knochenresorption, vor allem M. Paget und bei tumoraler Osteolyse, angewendet. Ferner finden sie in Verbindung mit ^{99m}Tc in der Nuklearmedizin eine weitere Anwendung zur Diagnose von Knochenkrankheiten.

Literatur

Bisaz S, Jung A, Fleisch H (1978) Uptake by bone of pyrophosphate, diphosphonates and their technetium derivatives. Clin Sci Mol Med 54:265–272

Boonekamp PM, Wee-Pals LJA van der, Wijk-van-Lennep MML van, Thesing CW, Bijvoet OLM (1986) Two models of action of bisphosphonates on osteoclastic resorption of mineralized matrix. Bone Miner 1:27–39

Brunner KW, Fleisch H, Senn H-J (1989) Bisphosphonates and tumor osteolysis. Springer, Berlin Heidelberg New York Tokyo

Burckhardt P (ed) (1989) Disodium pamidronate (APD) in the treatment of malignancy-related disorders. Huber, Stuttgart Bern Toronto

Canfield RE (1987) Etidronate disodium: a new therapy for hypercalcemia of malignancy. Am J Med 82:1–78

Carano A, Teitelbaum SL, Konsek JD, Schlesinger PH, Blair HC (1990) Bisphosphonates directly inhibit the bone resorption activity of isolated avian osteoclasts in vitro. J Clin Invest 85:456–461

Cecchini MG, Felix R, Fleisch H, Cooper PH (1987) Effects of bisphosphonates on proliferation and viability of mouse bone marrow-derived macrophages. J Bone Miner Res 2:135–142

Cecchini MG, Castagna M, Schenk R, Fleisch H (1990) A new in vivo model for studying „de novo" osteoclastogenesis: the post-natal mouse caudal vertebrae. J Bone Miner Res [Suppl 2] (abstr no 595)

Chambers TJ (1980) Diphosphonates inhibit bone resorption by macrophages in vitro. J Pathol 132:255–262

Conrad KA, Lee SM (1981) Clodronate kinetics and dynamics. Clin Pharmacol Ther 30: 114–120

Fast DK, Felix R, Dowse C, Neuman WF, Fleisch H (1978) The effects of diphosphonates on the growth and glycolysis of connective-tissue cells in culture. Biochem J 172:97–107

Felix R, Russell RGG, Fleisch H (1976) The effect of several diphosphonates on acid phosphohydrolases and other lysosomal enzymes. Biochim Biophys Acta 429:429–438

Felix R, Bettex JD, Fleisch H (1981) Effect of diphosphonates on the synthesis of prostaglandins in cultured calvaria cells. Calcif Tissue Int 33:549–552

Felix R, Guenther HL, Fleisch H (1984) The subcellular distribution of ^{14}C dichloromethy-lenebisphosphonate and ^{14}C 1-hydroxyethylidene-1, 1-bisphosphonate in cultured calvaria cells. Calcif Tissue Int 36:108–113

Flanagan AM, Chambers TJ (1989) Dichloromethylenebisphosphonate (Cl$_2$MBP) inhibits bone resorption through injury to osteoclasts that resorb Cl$_2$MBP-coated bone. Bone Miner 6:33–43

Fleisch H (1988) Bisphosphonates: a new class of drugs in diseases of bone and calcium metabolism. In: Baker PF (ed) Calcium in drug actions. Springer, Berlin Heidelberg New York Tokyo (Handbook of experimental pharmacology, vol 83, p 441)

Fleisch H, Russell RGG (1970) Pyrophosphate and polyphosphate. In: Encyclopaedia (int.) of pharmacology and therapeutics, sect 51: Pharmacology of the endocrine system and related drugs. Pergamon, Oxford New York, pp 61–100

Fleisch H, Russell RGG, Straumann F (1986) Effect of pyrophosphate on hydroxyapatite and its implications in calcium homeostasis. Nature 212:901–903

Fleisch H, Russell RG, Bisaz S, Casey PA, Mühlbauer RC (1968) The influence of pyrophosphate analogues (diphosphonates) on the precipitation and dissolution. Calcif Tissue Res [Suppl] 2:10–10A

Fleisch H, Russell RGG, Francis MD (1969) Diphosphonates inhibit hydroxyapatite dissolution in vitro and bone resorption in tissue culture and in vivo. Science 165:1262–1264

Fleisch H, Russell RGG, Bisaz S, Mühlbauer RC, Williams DA (1970) The inhibitory effect of phosphonates on the formation of calcium phosphonate crystals in vitro and on aortic and kidney calcification in vivo. Eur J Clin Invest 1:12–18

Flora L, Hassing GS, Parfitt AM, Villanueva AR (1980) Comparative skeletal effects of two diphosphonates in dogs. Metab Bone Dis Relat Res 2:389–407

Francis MD, Russell RGG, Fleisch H (1969) Diphosphonates inhibit formation of calcium phosphate crystals in vitro and pathological calcification in vitro and pathological calcification in vivo. Science 165:1264–1266

Garattini S, Guaitani A, Mantovani A (1987) Effect of etidronate disodium on the interactions between malignancy and bone. Am J Med [Suppl 2A] 82:29–33

Gasser AB, Morgan DB, Fleisch HA, Richelle LJ (1972) The influence of two diphosphonates on calcium metabolism in the rat. Clin Sci 43:31–45

Guaitani A, Polentarutti N, Filippeschi S et al. (1984) Effects of disodium etidronate in murine tumor models. Eur J Cancer Clin Oncol 20:685–693

Gural RP (1985) Pharmacokinetics and gastrointestinal absorption behaviour of etidronate. Master's thesis, University of Kentucky

Hanhijärvi H, Elomaa I, Karlsson M, Lauren L (1989) Pharmacokinetics of disodium clodronate after daily intravenous infusions during five consecutive days. Int J Clin Pharmacol Ther Toxicol 27:602–606

Jee WSS, Black HE, Gotcher JE (1981) Effect of dichloromethane diphosphonate on cortisol-induced bone loss in young adult rabbits. Clin Orthop 156:39–51

Johnson KY, Wesseler MA, Olson HM, Martodam RR, Poser JW (1982) The effects of diphosphonates on tumor-induced hypercalcaemia and osteolysis in Walker carcinosarcoma 256 (W-256) of rats. In: Donath A, Courvoisier B (eds) Diphosphonates and bone, vol 4. Editions Médecine et Hygiène, Genève, pp 386–389

Jung A, Bisaz S, Fleisch H (1973) The binding of pyrophosphate and two diphosphonates on hydroxyapatite crystals. Calcif Tissue Res 11:269–280

Jung A, Bornand J, Mermillod B, Edouard C, Meunier PJ (1984) Inhibition by diphosphonates of bone resorption induced by the Walker tumor of the rat. Cancer Res 44:3007–3011

Kozak ST, Rizzoli R, Trechsel U, Fleisch H (1987) Effect of a single injection of two new bisphosphonates on the hypercalcemia and hypercalciuria induced by Walker carcinosarcoma 256/B thyroparathyroidectomized rats. Cancer Res 47:6193–6197

Martodam RR, Thornton KS, Sica DA, D'Souza SM, Flora L, Mundy GR (1983) The effects of dichloromethylene diphosphonate on hypercalcemia and other parameters of the humoral hypercalcemia of malignancy in the rat Leydig cell tumor. Calcif Tissue Int 35:512–519

Michael WR, King WR, Wakim JM (1972) Metabolism of disodium ethane-1-hydroxy-1,1-diphosphonate (disodium etidronate) in the rat, rabbit, dog and monkey. Toxicol Appl Pharmacol 21:503–515

Miller SC, Jee WSS (1979) The effect of dichlormethylene-diphosphonate, a pyrophosphate analog, on bone and bone cell structure in the growing rat. Anat Rec 193:439–462

Mönkkönen J (1988) A one year follow-up study of the distribution of ^{14}C-clodronate in mice and rats. Pharmacol Toxicol 62:51–53

Mönkkönen J, Ylitalo P (1990) The tissue distribution of clodronate (dichloromethylenebisphosphonate) in mice. The effects of vehicle and the route of administration. Eur J Drug Metab Pharmacokinet 15:3, 239–243

Mönkkönen J, Koponen HM, Ylitalo P (1989a) Comparison of the distribution of three bisphosphonates in mice. Pharmacol Toxicol 65:294–298

Mönkkönen J, Urtti A, Paronen P, Elo HA, Ylitalo P (1989b) The uptake of clodronate (dichloromethylene bisphosphonate) by macrophages in vivo and in vitro. Drug Metab Dispos 17:690–693

Mühlbauer RC, Fleisch H (1990) A method for continual monitoring of bone resorption in rats: evidence for a diurnal rhythm. Am J Physiol 259:R679–R689

Mühlbauer RC, Russel RGG, Williams DA, Fleisch H (1971) The effects of diphosphonates polyphosphates, and calcitonin on immobilisation osteoporosis in rats. Eur J Clin Invest 1:336–344

Mühlbauer RC, Bauss F, Schenk R, Janner M, Bosies E, Strein K, Fleisch H (1991) BM21.0955 A potent new bisphosphonate to inhibit bone resorption. J Bone Miner Res 6:1003–1011

Nemoto R, Uchida K, Tsutsumi M, Koiso K, Satou S, Satou T (1987) A model of localized osteolysis induced by the MBT-2 tumor in mice and its responsiveness to etidronate disodium. J Cancer Res Clin Oncol 113:539–543

Pollard M, Luckert PH (1985) Effects of dichloromethylene diphosphonate on the osteolytic and osteoplastic effects of rat prostate adenocarcinoma cells. J Natl Cancer Inst

Radl J, Croese JW, Zurcher C et al. (1985) Influence of treatment with APD-bisphosphonate on the bone lesions in the mouse 5T2 multiple myeloma. Cancer 55:1030–1040

Recker RR, Saville PD (1973) Intestinal absorption of disodium ethane-1-hydroxy-1, 1-diphosphonate (disodium etidronate) using a deconvolution technique. Toxicol Appl Pharmacol 24:580–589

Reynolds JJ, Minkin C, Morgan DB, Spycher D, Fleisch H (1972) The effect of two diphosphonates on the resorption of mouse calvaria in vitro. Calcif Tissue Res 10:302–313

Rizzoli R, Caverzasio J, Fleisch H, Bonjour JP (1986) Parathyroid hormone-like changes of renal calcium and phosphate reabsorption induced by Leydig cell tumor in thyroparathyroidectomized rats. Endocrinology 119:1004–1009

Russell RGG, Mühlbauer RC, Bisaz S, Williams DA, Fleisch H (1970) The influence of pyrophosphate condensed phosphates, phosphonates and other phosphate compounds on the dissolution of hydroxyapatite in vitro and on bone resorption induced by parathyroid hormone in tissue culture and in thyroparathyroidectomised rats. Calcif Tissue Res 6:183–196

Sato M, Grasser W (1990) Effects of bisphosphonates on isolated rat osteoclasts as examined by reflected light microscopy. J Bone Miner Res 5:31–40

Schenk R, Merz WA, Mühlbauer R, Russell RGG, Fleisch H (1973) Effect of ethane-1-hydroxy-1,1-diphosphonate (EHDP) and dichloromethylene diphosphonate (Cl_2MDP) on the calcification and resorption of cartilage and bone in the tibial epiphysis and metaphysis of rats. Calcif Tissue Res 11:196–214

Shiota E (1985) Effects of diphosphonate on osteoporosis induced in rats. Fukuoka Acta Med 76:317–342

Storm T, Thamsborg G, Steiniche T, Genant HK, Sorensen OH (1990) Effect of intermittent cyclical etidronate therapy on bone mass and fracture rate in women with postmenopausal osteoporosis. N Engl J Med 322:1265–1271

Trechsel U, Stutzer A, Fleisch H (1987) Hypercalcemia induced with an arotinoid in thyroparathyroidectomized rats; a new model to study bone resorption in vivo. J Clin Invest 80:1679–1686

Troehler U, Bonjour JP, Fleisch H (1975) Renal secretion of diphosphonates in rats. Kidney Int 8:6–13

Watts B, Harris ST, Genant HK et al. (1990) Intermittent cyclical etidronate treatment of postmenopausal osteoporosis. N Engl J Med 323:74–79

Wingen F, Schmähl D (1987) Pharmacokinetics of the osteotropic diphosphonate 3-amino-1-hydroxypropane-1,1-diphosphonic acid in mammals. Arzneimittelforsch 37:1037–1042

Yakatan GJ, Poynor WJ, Talbert RL, Floyd BF, Slough CL, Ampulski RS, Benedict JJ (1982) Clodronate kinetics and bioavailability. Clin Pharmacol Ther 31:402–410

Tumorbedingte Hyperkalzämie. Therapie mit Bisphosphonaten

F. Raue, E. Blind, C. Wüster

Epidemiologie

Bei 0,6–1,0% der Krankenhauspatienten findet sich eine Hyperkalzämie, deren häufigste Ursache entweder ein Tumorleiden oder ein primärer Hyperparathyreoidismus darstellt [1]. Bei weniger als 20% der Patienten mit erhöhtem S-Kalziumspiegel ist die Ursache medikamentös bedingt (Vitamin D oder Thiazide) oder im Rahmen von Stoffwechselstörungen (Hyperthyreose, Morbus Addison, Immobilisation) verursacht; meist liegen deren S-Kalziumspiegel im oberen Grenzbereich oder nur gering erhöht. Bei einem S-Kalziumspiegel über 3 mmol/l muß differentialdiagnostisch fast ausschließlich zwischen tumorbedingter Hyperkalzämie und primärem Hyperparathyroidismus unterschieden werden. Die Diagnose primärer Hyperparathyreoidismus kann heutzutage durch den Nachweis von erhöhtem S-Kalzium und Intakt-Parathormon gesichert werden. Als Ursache für die malignombedingte Hyperkalzämie kommen eine Reihe von Tumoren und Systemerkrankungen in Frage: Bronchialkarzinom, Mammakarzinom, Hypernephrom und hämatologische Systemerkrankungen wie Plasmozytom und Lymphom.

Ursachen

Die Tumorhyperkalzämie beruht auf unterschiedlichsten Pathomechanismen, deren gemeinsame Endstrecke ein gestörtes Verhältnis von An- und Abbau des Knochengewebes mit vermehrtem Einstrom von Kalzium in die Blutbahn darstellt (Osteolyse [5]). Zu einer Erhöhung des S-Kalziumspiegels kommt es, wenn die homöostatische Kapazität zur Regulation des Kalziumhaushalts erschöpft ist, d. h. wenn die hormonelle Gegenregulation mit Suppression von PTH und $1,25(OH)_2D_3$ und Stimulation von Kalzitonin sowie die kompensatorische Mehrausscheidung von Kalzium über die Niere nicht mehr greifen. Unabhängig von der auslösenden Ursache führt die Hyperkalzämie zu einer Hyperkalzurie mit Verminderung der renalen Natrium- und Wasserreabsorption. Die sich entwickelnde Dehydration wird verstärkt durch das hyperkalzämiebedingte Erbrechen. Dehydration und Verminderung des extrazellulären Volumens führen ebenso wie die morphologische Schädigung der Nieren durch Kalziumablagerungen zu einer Verminderung der glomerulären Filtrationsrate und damit zu einer Abnahme der

Tabelle 1. Ursachen der Tumorhyperkalzämie

Klinisches Bild	Tumortyp	Hyperkalzämischer Faktor
Osteolysen durch Knochenmetastasen	Mammakarzinom Hypernephrom	direkte Wirkung von Tumorzellen, PGE
Osteolysen ohne Knochenmetastasen (humoral bedingt)	Plattenepithelkarzinom (Lunge, Ösophagus, Kopf Halstumor, Colon)	PTHrP TGFα Zytokine PGE
Hämatologische Systemerkrankung	Plasmazytom, Lymphom	Zytokine 1,25(OH)$_2$D3

Kalziumausscheidung. Dieser Circulus vitiosus kann in einer lebensbedrohlichen hyperkalzämischen Krise enden. Der Pathomechanismus der tumorvermittelten Knochenresorption läßt sich grob in 2 Gruppen einteilen. Osteolyse durch Knochenmetastasen des Tumors und humoral vermittelte Osteolyse ohne Nachweis von Metastasen (Tabelle 1). Die beiden Formen können sich überlappen, so können im Rahmen der lokalen Osteolysen Faktoren freigesetzt werden, die auch systematisch eine vermehrte Knochenresorption bewirken (z. B. Mammakarzinom mit PGE$_2$-Freisetzung) oder Tumoren, die den Knochen metastasieren und humorale Faktoren sezernieren (z. B. Bronchialkarzinom mit PTH-related-peptide-Produktion). Der osteolytische Faktor, der in der letzten Zeit zunehmend an Bedeutung gewonnen hat, ist das PTH-related-Peptid (PTHrP), ein Peptid bestehend aus 139 Aminosäuren, welches im N-terminalen Ende eine hohe Homologie zum PTH aufweist [4].

Der N-terminale Abschnitt ist für die Rezeptorbindung und Vermittlung der biologischen Antwort verantwortlich. Dies erklärt die Ähnlichkeit der biochemischen Veränderungen und des klinischen Bildes von primären Hyperparathyreoidismus und manchen tumorbedingten Hyperkalzämien. Das PTHrP scheint besonders von soliden Tumoren (Bronchialkarzinom, Hypernephrom und Ovarialkarzinom) sezerniert zu werden, wie erste Messungen im Serum zeigen [2]. PTH selbst ist nur selten Ursache der Tumorhyperkalzämie da es so gut wie nie paraneoplastisch sezerniert wird. Der PTH-Spiegel bei Tumorhyperkalzämie ist somit supprimiert [1].

„Transforming growth factor alpha" (TGFα) ist ein Wachstumsfaktor, der von vielen Tumoren sezerniert wird. Seine Homologie zum EGF erklärt seinen proliferativen Effekt. TGFα wirkt stimulierend auf die Vorläuferzelle der Osteoklasten und führt zu einer vermehrten osteoklastären Resorption. Immunkompetente Zellen produzieren eine Reihe von Zytokinen wie Interleukin 1, Tumornekrosefaktor, Lymphotoxine, die in der Lage sind, Knochen zu resorbieren. Eine durch Zytokine vermittelte Tumorhyperkalzämie spielt beim Plasmozytom oder manchen anderen Lymphomen eine Rolle. Manche Lymphome sind in der Lage, vermehrt 1,25(OH)$_2$D$_3$ zu bilden und führen über eine vermehrte Aufnahme von Kalzium aus dem Darm zu einer Hyperkalzämie. Prostaglandine der Serie E werden bei einer Reihe von Tumoren direkt oder indirekt freigesetzt. Sie haben

Bedeutung bei der lokalen Osteolyse durch Knochenmetastasen und sind selten Ursache einer systemisch hervorgerufenen Hyperkalzämie.

Therapie der Hyperkalzämie

Die Hyperkalzämie im Rahmen eines Tumorleidens stellt häufig eine schwerwiegende Komplikation des Grundleidens dar. Viele Patienten befinden sich im fortgeschrittenen Tumorstadium, gelegentlich im Endstadium der Erkrankung. Hier sollte eine sorgfältige Entscheidung getroffen werden, ob eine lebensverlängernde Therapie gewünscht wird oder ob nicht der sedative und analgetische Effekt der sich meist spontan verschlechternden Hyperkalzämie dazu benutzt wird, das Leiden abzukürzen.

Um den oben erwähnten Circulus vitiosus mit progredienter Hyperkalzämie bei progredienter Niereninsuffizienz zu durchbrechen, ist als erste Maßnahme ein Auffüllen des Extrazellulärraums mit Flüssigkeit notwendig (s. Übersicht).

Wegen des häufig gleichzeitig bestehenden Erbrechens ist die i.v.-Gabe von 0,9%iger NaCl-Lösung (3–6 l) sinnvoll. Mit Wiedereinsetzen der Diurese ist auf eine ausreichende Kaliumsubstitution zu achten. Unterstützt werden kann die Diurese durch Schleifendiuretika (z. B. Furosemid). Durch diese Basismaßnahmen ist häufig schon ein deutliches Absinken des S-Kalziumspiegels feststellbar. Sollte die Hyperkalzämie differentialdiagnostisch noch nicht abgeklärt sein, kann dies jetzt parallel zur Stabilisierung des Stoffwechsels geschehen. Der Bestimmung von Intakt-PTH und demnächst PTHrP kommt größte Bedeutung zu [1, 2].

Therapie der Tumorhyperkalzämie

1) Tumormassenreduktion (Operation, Bestrahlung, Chemotherapie);
2) Rehydration durch Expansion des ECV (0,9%iges NaCl 3–4 l/Tag
   + K$^+$-Substitution);
3) Steigerung der Kalziumausscheidung (Diurese mit 0,9%igen NaCl 3–4 l/Tag
   + K$^+$-Substitution, Schleifendiuretika, z. B. 120 mg Furosemid/Tag);
4) Hemmung der Knochenresorption
   (Bisphosphonate z. B. 300 mg Ostac i.v./Tag für 2–3 Tage;
   Kalzitonin 4 mal 100 IE/Tag; Glukokortikoide, z. B. 50 mg Prednisolon/Tag);
5) Reduktion der intestinalen Kaliumaufnahme (Ca-arme Flüssigkeit und Diät;
   Glukokortikoide, z. B. 50 mg Prednisolon/Tag).

Das weitere Ziel der Behandlung der Tumorhyperkalzämie ist zum einen Reduktion der ursächlich verantwortlichen Tumormassen durch Chemotherapie oder Bestrahlung, die meist Wochen bis Monate beansprucht, und eine akute, wenn möglich auch Langzeitinhibition der Osteoklasten induzierten Knochenresorption. Kalzitonin hemmt zwar akut die Osteoklasten, jedoch nimmt die Wirksamkeit am 2. und 3. Tag deutlich ab. Das Mittel der Wahl in dieser Phase sind die Bisphosphonate. Sie hemmen die Knochenresorption durch direkten Effekt auf die Osteoklasten bzw. auf deren Vorstufen. Da Bisphosphonate nur wenig resorbiert werden, sollten sie anfänglich i.v. verabfolgt werden. Sie haben eine hohe Affinität zum Knochen, wo sie eingebaut werden und nur langsam

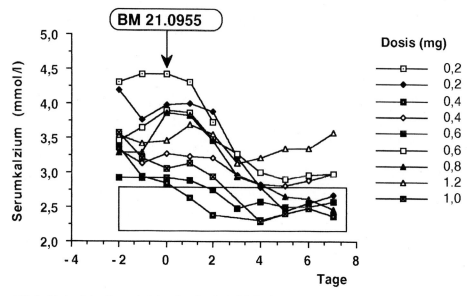

Abb. 1. Verlauf des Serumkalzitoninspiegels bei 9 Patienten mit Tumorhyperkalzämie unter der Therapie mit BM 21.0955

wieder freigesetzt werden. Die verschiedenen Bisphosphonate unterscheiden sich bezüglich ihrer Wirkung auf die Knochenbildung bzw. auf die Knochenresorption. Substanzen, die die Knochenbildung hemmen, wie EHDP sind weniger geeignet zur Therapie der Tumorhyperkalzämie. Hier kommen Substanzen wie Dichlormethylenbisphosphat (Cl_2MBP, Diphos), APD oder in Zukunf das BM 21.0955 in Frage (Abb. 1). Meist reichen 1 oder 2 Bisphosphonatinfusionen an 2 aufeinanderfolgenden Tagen, um den S-Kalziumspiegel innerhalb der nächsten 2–4 Tage nachhaltig in den Normbereich zu senken [6]. Die Wirkung hält unterschiedlich lange (4 Tage bis 4 Wochen) vor und läßt Zeit für die parallel laufende Chemotherapie. Sie kann beliebig oft wiederholt werden. Die Umstellung auf orale Gabe ist möglich, jedoch kann wegen mangelnder Resorption unter dieser Behandlung eine erneute Hyperkalzämie auftreten. In diesem Fall ist eine Dosiserhöhung oder eine erneute i.v.-Gabe sinnvoll. Die Nebenwirkungsrate ist gegenüber den anderen, bisher eingesetzten Medikamenten wie Kalzitonin, Glukokortikoiden oder Mithramycin gering.

Nicht nur in der Phase der Hyperkalzämie können Bisphosphonate eingesetzt werden; bei normokalzämischen Frauen mit Mammakarzinom führt eine Clodronatbehandlung zu einer Verminderung der Bildung von Knochenmetastasen und zu einer Reduktion der Knochenschmerzen [3].

Als Ergänzung der Basistherapie, der Rehydration und Diurese mit Kochsalzlösungen, stehen heute Bisphosphonate als wirksame und nebenwirkungsarme Therapeutika für die Behandlung der Tumorhyperkalzämie zur Verfügung.

Literatur

1. Blind E, Raue F, Zisterer A, Kohl B, Ziegler R (1990) Epidemiologie der Hypercalciämie, Bedeutung der Bestimmung des intakten Parathormons für die Differentialdiagnose. Dtsch Med Wochenschr 115:1739–1745
2. Burtis WJ, Brady TJ, Orloff JJ, Ersbak JB, Warrell RP, Olson BR, Wu TL, Mitnick ME, Broadus AE, Stewart AF (1990) Immunochemical characterization in patients with humoral hypercalcemia of cancer. N Engl J Med 322:1106–1112
3. Elomaa I, Blomquist C, Gröhn P, Porkka L, Kairento AL, Selander K, Lamberg-Allardt C, Holmström T (1983) Long-term controlled trial with diphosphonate in patients with osteolytic bone metastases. Lancet I:146–149
4. Martin TJ, Suva LJ (1989) Parathyroid hormone-related protein in hypercalcemia of malignancy. Clin Endocr 31:631–647
5. Mundy GR (1988) Hypercalcemia of malignancy revisited. J Clin Invest 82:1–6
6. Scharla SH, Minne HW, Sattar P, Mende U, Blind E, Schmidt-Gayk H, Wüster C, Ho T, Zieler R (1987) Therapie der Tumorhypercalciämie mit Clodronat. Dtsch Med Wochenschr 112:1121–1125

Renale Osteopathie – Eine Indikation für Bisphosphonate?

H. Malluche

Einleitung

Vor einer Diskussion über die mögliche Anwendung von Bisphosphonaten bei renaler Osteopathie ist es angezeigt, die Pathogenese und das pathologische Bild der renalen Osteopathie zu beschreiben.

Vorab möchte ich klarstellen, daß alle Indikationen, die im folgenden diskutiert werden, rein theoretisch sind. Es liegen bislang nur sehr wenig klinische Erfahrungen aus Pilotstudien [2–5] vor. Tierstudien wurden bislang nicht durchgeführt.

Die Retention von Phosphat wurde von Bricker u. Slatopolski [1] als auslösender pathogenetischer Faktor für die renale Osteopathie beschreiben. Es wurde angenommen, daß eine Erhöhung von Serumphosphat zum Abfall des Serumkalziums führt, was dann die Parathyreoidea stimuliert und einen sekundären Hyperparathyreoidismus erzeugt. Diese These läßt sich heute nicht als alleinige Erklärung für die Pathogenese der renalen Osteopathie aufrechterhalten. Nach heutiger Ansicht müssen nach Nierenparenchymverlust die übriggebliebenen funktionierenden Nephrone dieselbe Menge Phosphat pro Tag ausscheiden, d. h. es kommt zur vermehrten exkretorischen Phosphat-Load pro funktionierendem Nephron; die fraktionelle Exkretion von Phosphat ist erhöht. Dies führt zur Verminderung der C_1-Hydroxylaseaktivität in tubulären Zellen, was zum absoluten oder relativen Mangel an 1,25-Vitamin D führt. 1,25-Vitamin-D-Mangel resultiert in erhöhter Produktion von Parathormon in folge von verminderter Suppression von Prä-/Pro-Parathormon durch 1,25 Vitamin D [12]. Die erhöhte Parathormon-Produktion hingegen stimuliert die renale C_1-α-Hydroxylase; damit ist ein Regelkreis geschlossen, und es werden 1,25-Vitamin-D-Spiegel auf den Normalwert zurückgebracht auf Kosten erhöhter PTH-Spiegel. Bei einer GFR zwischen 40 und 80 ml/min finden sich daher meist normale 1,25-Vitamin-D-Spiegel. Trotz dieser kompensatorischen Erhöhung der 1,25-Vitamin-D-Produktion pro nicht erkranktem Nephron fallen mit zunehmender Niereninsuffizienz zirkulierende 1,25-Vitamin-D-Spiegel ab; man findet dann Zeichen von Organdefizienz, d. h. verminderte intestinale Kalziumabsorption, verminderte Knochenmineralisation und negative Kalziumbilanz. In fortgeschrittenem Stadium entwickelt sich das histologische Bild der Osteomalazie. Die renale Knochenerkrankung setzt sich demnach aus Hyperparathyreoidismus und Osteomalazie zusammen, was „mixed uremic osteodystrophy" (MUO) genannt wird. Bei manchen Patienten kann man histologisch vorwiegend Hyperparathyreoidismus mit geringer osteomalazischer Komponente finden („predominant hyperparathyroid bone disease"), bei anderen vorwiegend Osteomalazie („low turn-over osteomalacia"), während die Mehrzahl aller Dialysepatienten (55–75%) und mehr als 90% aller Patienten mit früher bis fortgeschrittener Niereninsuffizienz Mischformen (MUO) aufweisen.

Aluminiumakkumulation verschiebt das pathogenetische Bild zugunsten der Osteomalazie, d. h. PTH-Sekretion ist vermindert, und osteoblastäre Knochenmineralisation ist vermehrt gestört. Aluminium reduziert die intestinale Kalziumabsorption, supprimiert die renale C_1-α-Hydroxylaseaktivität, reduziert die Sekretion von PTH („post-receptor event") und stört die osteoblastäre Knochenmineralisation. Wenn die Patienten mit Deferoxamin behandelt werden, um Aluminium zu entziehen, wird das pathologische Bild von der Osteomalazie zum Hyperparathyreoidismus verändert.

Tierexperimentelle Studien

Im Tierexperiment haben wir beobachtet, daß 4 Monate nach Reduktion der Nierenfunktion auf etwa 50% des normalen Wertes eindeutige Zeichen erhöhten Knochenturnovers gepaart mit erhöhten Parathormonspiegeln gesehen werden; Serumphosphatspiegel, 1,25-Vitamin-D-Spiegel und Knochenmineralisation sind normal. Diese Befunde erklären nicht die initialen pathogenetischen Vorgänge, die zum sekundären Hyperparathyreoidismus führen. Daher haben wir eine weitere Studie an Beagle-Hunden durchgeführt.

Das Hundemodell ist für Knochenstudien notwendig, da das Hundeskelett dem menschlichen Skelett wesentlich ähnlicher ist, als z. B. das Rattenskelett. Das Hundeskelett hat Havers'sche Systeme mit „internal remodelling", d. h. ein Skelett, das ständig resorbiert und neu gebildet wird, wie auch das menschliche Skelett. Die Ratte dagegen wächst ständig, d. h. Knochen werden an einer gewissen Seite abgebaut und an einer anderen Stelle erneuert („modelling"). Für das Experiment wurden 12 Beagle-Hunde von einer staatlich lizenzierten Tierzucht benutzt. 6 Hunde werden shamoperiert, die anderen 6 zu $^5/_6$ nephrektomiert, d. h. 5 der 6 Nierenarterien einer Niere wurden ligiert, und die kontralaterale Niere wurde 2 Wochen später exstirpiert. Während der ersten 3 Tage nach kontralateraler Nephrektomie wurde täglich Blut entnommen, dann nach 8 und 28 Tagen. Bestimmt wurden Kalzium, Phosphat, Kreatinin, Parathormon, 1,25-Vitamin D und Bone-Gla-Protein (Osteokalzin). Ionisiertes Kalzium wurde mittels Durchflußelektrode, Gesamtkalzium mit Absorptionsspektrophotometrie, 1,25-Vitamin-D mittels HPLC, Kreatinin mittels Autoanalyzer PTH mit dem N-terminalen RIA und BGP mittels RIA bestimmt.

Ergebnisse

Wir fanden zu Beginn der Studie keine Unterschiede zwischen allen Serumparametern der beiden experimentellen Gruppen, d. h. zwischen den shamoperierten

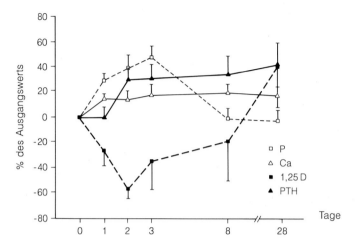

Abb. 1. Synopsis der serumbiochemischen Veränderungen nach ⁵/₆-Nephrektomie. *P* = Phosphat i. serum, *Ca* = Calcium i. serum, *1,25 D* = 1,25 Vitamin D i. serum–, *PTH* = Parathormon

und zu ⁵/₆ nephrektomierten Tieren. Nachdem die zweite Niere herausgenommen wurde, haben wir – wie erwartet – eine Erhöhung im Serumkreatinin auf 3,0 mg/dl gesehen. Die Kreatininspiegel waren für die nächsten 28 Tage unverändert und fielen danach um 10–15%, was offensichtlich Hypertrophie des erhaltenen Nierengewebes widerspiegelt.

Eine Synopsis der biochemischen Resultate ist in Abb. 1 dargestellt. Serumphosphatspiegel steigen am ersten Tag nach experimenteller Reduktion der Nierenfunktion an. Sie bleiben erhöht bis zum 3. postoperativen Tag und kehren nach 8 Tagen in den Normbereich zurück; nach 28 Tagen sind sie weiterhin normal. Kalzium steigt an und bleibt auf leicht erhöhtem Niveau während der gesamtem Beobachtungszeit von 28 Tagen, 1,25-Vitamin D fällt am 1. Tag nach ⁵/₆-Nephrektomie. Am nächsten Tag kommt es zu einem weiteren Abfall, danach steigen die 1,25-Vitamin-D-Spiegel wieder an, um nach 28 Tagen wieder in den Normbereich zurückzukehren. Parathormon steigt einen Tag, nachdem die 1,25-Vitamin-D-Spiegel abgefallen sind, an. Dieser Anstieg von Parathormon, der 1 Tag nach Abfall von 1,25-Vitamin D gesehen wird, ist nicht die Folge von erniedrigtem Serumkalzium. Er geht allerdings einher mit einer Erhöhung von Serumphosphat. Das bestätigt unsere Hypothese, daß die erhöhten Phosphatspiegel womöglich die renale C_1-Hydroxylase unterdrücken, was dann einen adäquaten Stimulus für erhöhte Parathormonproduktion darstellt. Die erhöhte Parathormosekretion läßt sich somit als „trade off" betrachten, um die 1,25-Vitamin-D-Spiegel im Normalbereich zu halten. Molekularbiologische Untersuchungen von Silver et al. [12] zeigen, daß 1,25 Vitamin D unabhängig vom Serumkalzium die m-RNS von Prä-/Pro-PTH supprimiert. Dies erklärt unsere Befunde von erhöhten PTH-Spiegeln in Abwesenheit von erniedrigten Serumkalziumwerten.

Diese Resultate erklären auch die scheinbar widersprüchlichen Befunde von normalen Serum-1,25-Vitamin D-Spiegeln oder erniedrigten Spiegeln bei früher

Niereninsuffizienz [6, 7, 11, 13, 14]. Der sekundäre Hyperparathyreoidismus kann als kompensatorischer Vorgang angesehen werden, der den Phosphatstau vermeidet und 1,25-Vitamin-D-Spiegel im Normalbereich hält. Dieser Kompensationsvorgang kann bei Patienten mehr oder weniger komplett ausgeprägt sein.

Bei fortschreitendem Nierenfunktionsverlust kommt es zu progredientem weiterem Ansteigen des Parathormons. Entsprechend der Hypothese des kompensatorischen Hyperparathyreoidismus würde dies darauf hindeuten, daß mit fortschreitendem Nephronverlust immer höhere Parathormonspiegel benötigt werden, um die 1,25-Vitamin-D-Produktion in den noch funktionierenden Nephronen zu stimulieren. Lukas et al. [7] konnten zeigen, daß bei abnehmender GFR die zirkulierenden 1,25-Vitamin-D-Spiegel zunächst innerhalb des Normbereichs sinken und unterhalb von Werten von 40 ml/min der sekundäre Hyperparathyreoidismus nur noch teilweise kompensiert, d. h. 1,25-Vitamin-D-Serumwerte beginnen, unter den Normbereich abzufallen.

Knochenhistologisch findet sich daher zuerst das Bild erhöhter PTH-Wirkung und später eine verminderte Vitamin-D-Wirkung am Skelett [9].

Einsatz von Bisphosphonaten bei früher Niereninsuffizienz

Gabe von Bisphosphonaten würde demnach in der frühen Niereninsuffizienz die Wirkung von Parathormon am Knochen blockieren, den stimulierenden Effekt von PTH auf 1,25-Vitamin-D-Produktion erhalten und die Phosphatausscheidung erhöhen. Da die Wirkung von Bisphosphonaten auf einer Hemmung von Osteoklasten beruht, läßt sich erwarten, daß Osteoblasten, zumindest vorübergehend, unter dem Einfluß von Parathormon vermehrt Knochen bilden, was somit zur Erhöhung der Knochenmasse führen sollte. Ob es über den Weg des „Coupling" zwischen Osteoklasten und Osteoblasten nach Ablauf eines oder mehrerer Remodellingzyklen erneut zur Bilanzierung zwischen Knochenresorption und Neubildung kommt, ist eine überaus interessante offene Frage. Die Antwort dieser Frage ist von weitreichender Bedeutung, da Bisphosphonate in vermehrtem Umfang auch zur Therapie von Osteoporose eingesetzt werden.

Zusammenfassend läßt sich sagen, daß der therapeutischen Einsatz von Bisphosphonaten bei früher Niereninsuffizienz auf theoretischer Basis attrakiv genug erscheint, um die offenen wichtigen Fragen im Rahmen präklinischer Forschung abzuklären.

Knochenerkrankung bei Langzeitdialyse

Wie oben ausgeführt, lassen sich 3 Erscheinungsformen unterscheiden:

- vorwiegender Hyperparathyreoidismus,
- gemischte urämische Osteopathie und
- Low-turnover-Osteomalazie bzw. adynamische Knochenerkrankung.

Vorwiegender Hyperparathyreoidismus

Vorwiegender Hyperparathyreodismus [8] ist histologisch charakterisiert durch unregelmäßige Trabekelstruktur, dissoziierende Knochenresorption, enorme Vermehrung von Osteoklasten und Osteoblasten, Markfibrose, unregelmäßige Osteoidstruktur (Faserosteoid oder „woven osteoid") und Akkumulation von Osteoid- und Faserknochen mit erhöhter Osteozytendichte. Unter fluoreszierendem Licht läßt sich eine vermehrte Zahl von Knochenanbaufronten mit Osteoblasten nachweisen, die jedoch nicht selten eine gestörte Mineralisation aufweisen. Dies bestätigt unsere tierexperimentellen Untersuchungen, die zeigten, daß die erhöhte Zellzahl im Knochen bei Urämie mit verminderter Aktivität pro Zelle einhergeht. Demnach haben wir die Hypothese aufgestellt, daß der sekundäre Hyperparathyreoidismus bei Niereninsuffizienz einen kompensatorischen Prozeß der Natur darstellt, der dazu geeignet ist, die durch Vitamin-D-Mangel bedingte zelluläre Insuffizienz durch Erhöhung von Zellzahl (teilweise) zu kompensieren.

Bei der Neubildung von Knochen folgen Osteoblasten architektonischen Regeln, d. h. ein Maximum an Knochenstärke wird mit einem Minimum an Knochenmaterial erreicht. Osteoblasten produzieren Kollagenfasern in longitudinaler und zirkulärer Anordnung, was unter polarisiertem Licht an einer typischen Doppelbrechung zu erkennen ist. Bei renaler Osteodystrophie mit schwerem Hyperparathyreoidismus verlieren die Osteoblasten die Fähigkeit, sich entsprechend dreidimensional anzuordnen. Kollagen wird unregelmäßig ohne Infrastruktur gebildet, was unter polarisiertem Licht mikroskopisch als Faserknochen erkennbar ist. Dieser Verlust von normaler lamellarer Knochentextur führt zur verminderten statischen Belastbarkeit des Knochens, was den Befund erklärt, daß Patienten röntgenologisch und densitometrisch eine normale oder gar eine erhöhte Mineraldichte aufweisen und dennoch eine erhöhte Frakturrate haben können.

Anwendung von Tetrazyklinmarkierungen und Untersuchung von Knochen unter fluoreszierendem Licht zeigt bei vorwiegendem Hyperparathyreoidismus einen hohen Prozentsatz von Trabekeloberfläche mit Tetrazyklin markiert und eine normale oder erhöhte Distanz zwischen Tetrazyklindoppelbanden. Faserknochen und Faserosteoid weisen nicht selten eine diffuse, relativ intensive breitbandige Fluoreszenz auf, was auf eine gestörte Mineralisation hinweist. Wir konnten zeigen, daß Faserosteoid unabhängig von Vitamin D irregular mineralisiert, während lamellarer Knochen 1,25 Vitamin D zur Mineralisation benötigt.

Mischform der renalen Osteopathie [8]

Die Mehrzahl der Patienten an Dauerdialyse zeigen histologisch das Mischbild von sekundärem Hyperparathyreoidismus und gestörter Mineralisation. Der sekundäre Hyperparathyreoidismus läßt sich aufgrund der erhöhten Zahl von Osteoblasten und Osteoklasten, Akkumulation von Osteoid, nicht selten Faserosteoid und an den Zeichen erhöhten Knochenturnovers diagnostizieren. Die Mineralisationsstörung ist mittels Fluoreszenzmikroskopie am verminderten Auftreten von doppelt markierten Mineralisationsfronten und am vermehrten Erscheinen von

Einzelbanden (nach regulärer Tetrazyklindoppelmarkierung) zusammen mit Osteoidvermehrung zu erkennen.

Nach unseren Untersuchungen werden in den frühesten Stadien einer Nierenfunktionseinschränkung nur Zeichen erhöhter Parathormonwirkung am Skelett gesehen. Bei weiterem Verlust von Nierenfunktion, d. h. bei glomerulären Filtrationsraten von etwa 30–50 ml/min kommt es dann zum Nebeneinanderbestehen von Mineralisationsstörung und Hyperparathyroidismus. Während Dauerdialyse kann dieses Bild fortbestehen oder in vorwiegenden Hyperparathyreoidismus, vorwiegende Osteomalazie oder adynamische Osteopathie, übergehen.

Low-turnover-Osteomalazie und adynamische Knochenerkrankung [8]

Die dritte Hauptform der renalen Osteopathie ist die Low-turnover-Osteomalazie. Histologisch sieht man ein eintöniges Bild von relativ regelmäßiger Trabekeloberfläche, die jedoch durch enorm erhöhte Osteoidsammlung charakterisiert ist. Die Osteoidsaumdicke ist stark erhöht, Osteoblasten und Osteoklasten werden nur selten gesehen. Die Mehrzahl des Osteoids ist von regelmäßiger lamellarer Struktur, unter fluoreszierendem Licht lassen sich nach Tetrazyklindoppelmarkierung vorwiegend nur dünne, schwach fluoreszierende einzelne Tetrazyklinbande nachweisen. Vereinzelt finden sich im Trabekelinneren Zeichen von Knochenresorption und begrabenem Fasterosteroid. Wenn beide osteoblastären Funktionen d. h. Neubildung von Knochengrundsubstanz und Mineralisation, gleichermaßen gestört sind, kommt es zu einer Variante der Low-turnover-Osteomalazie, zur adynamischen Knochenerkrankung, die mit allen genannten histologischen Veränderungen („low turnover", hypozelluläres Erscheinungsbild, keine oder nur sehr wenige doppelt markierte Anbaufronten) einhergeht, jedoch keine Osteoidakkumulation aufweist.

Histochemische Färbung von Aluminum zeigt histologisch nachweisbare Aluminiumdeposition an der Trabekeloberfläche bei über 95% der Patienten mit Low-turnover-Osteomalazie oder adynamischer Knochenerkrankung, bei 30–50% der Patienten mit gemischter urämischer Knochenerkrankung und bei 10–30% der Patienten mit vorwiegendem Hyperparathyreoidismus.

Wir konnten zeigen, daß die Lokalisation von Aluminium von ausschlaggebender Bedeutung für das Auftreten osteomalazischer Veränderungen ist. Wenn Aluminium an der Mineralisationsfront gefunden wird, wird auch eine Mineralisationsstörung gesehen. Dagegen bringt das Auftreten von Aluminium innerhalb von mineralisierten Trabekeln und besonders an Zementlinien keine spezifischen histopathologischen Veränderungen mit sich. Im Tierexperiment konnten wir zeigen [10], daß Vermeidung von niedrigen 1,25-Vitamin-D-Serumspiegeln bei Niereninsuffizienz die Ablagerung von Aluminium an der Mineralisationsfront vermindert und somit der Entwicklung der Osteomalazie vorbeugt. Diese Ergebnisse sollten jedoch nicht als Indikation zur Vitamin-Therapie bei Aluminiumakkumulation im Knochen fehlinterpretiert werden. Die Gabe von Vitamin D bei Patienten mit deutlicher Aluminiumdeposition an der Mineralisationsfront führt häufig zu Hyperkalzämie, was durch Verbesserung der intestinalen Absorption bei bestehender Reduktion oder Blockierung von Knochenmineralisation und verminderter renaler Exkretionskapazität für Kalzium zu erklären ist.

Zusammenfassung

Anwendung von Bisphosphonaten

Bei **vorwiegendem Hyperparathyreoidismus** würde die Gabe von Bisphosphonaten zur Blockierung der Osteoklastenwirkung führen. Vermutlich wird es zu einer Erniedrigung des Knochenturnover kommen, wobei eine Normalisierung der Osteoblastentätigkeit erwartet werden kann. Die Knochenmasse sollte dabei zunehmen. Darüber hinaus kann man annehmen, daß das Auftreten von Hyperkalzämie durch Gabe von Bisphosphonaten verhindert werden kann. Somit erscheinen Bisphosphonate von großem potentiellem Nutzen in der Behandlung dieser Form der renalen Knochenerkrankung.

Bei der **Mischform der renalen Osteopathie** läßt sich in ähnlicher Weise eine Indikation für Bisphosphonate hypostasieren. Man könnte so die unerwünschten Parathormoneffekte am Knochen blockieren und den Mineralisationsdefekt, der aufgrund von Vitamin-D-Mangel vorliegt, mit 1,25-Vitamin-D behandeln, wobei das Risiko des Auftretens von Hyperkalzämie geringer wäre.

Bei **Low-turnover-Osteomalazie und adynamischer Knochenerkrankung** läßt sich zum gegenwärtigen Zeitpunkt keine Indikation für einen sinnvollen Einsatz von Bisphosphonaten erkennen. Der niedrige Turnover würde weiter supprimiert, was das Risiko des Auftretens von Hyperkalzämie erhöht. Es ist hierbei von Bedeutung, daß die Hyperkalzämie aufgrund verminderter Aufnahme von Mineral in den Knochen entsteht und nicht – wie bei vorwiegendem Hyperparathyreodismus – auf erhöhten Knochenabbau zurückzuführen ist. Bei diesen Low-turnover-Formen der renalen Knochenerkrankung läßt sich bei den meisten der Patienten Aluminium im Knochen nachweisen. Dies sollte durch Chelierung beseitigt werden, was dann üblicherweise zu einer Veränderung des histologischen Bildes zur Mischform der renalen Osteopathie oder zum vorwiegendem Hyperparathyreoidismus führt. Der verminderte Einsatz von aluminiumhaltigen Phosphatbindern läßt die Erwartung zu, daß es in Zukunft zu weniger häufigem Auftreten von Low-turnover-Knochenerkrankung kommen wird.

Zusammenfassend läßt sich sagen, daß mögliche Indikationen für Bisphosphonate die folgenden Störungen bei renalen Osteopathie einschließen:

1) Hyperkalzämie aufgrund vermehrter Knochenresorption;
2) exzessive Erhöhung des Knochenturnovers durch erhöhte PTH-Wirkung;
3) extraossäre Verkalkungen aufgrund erhöhten Kalziumphosphatproduktes.

Die wichtigen Fragen des Dosisbereichs, mögliche Auswirkungen auf Knochenmineralisation und optimale Behandlungsdauer sollten in vorklinischen Studien, d. h. im geeigneten Tiermodell, geprüft werden.

Literatur

1. Bricker NS (1972) On the pathogenesis of the uremic state: an exposition of the „trade off" hypothesis. N Engl J Med 286:1093–1099
2. Cavatorta F, Delfino G, Solari P, Vagge R, Queirolo C (1989) L'uso del diclorometilendifosfonato del trattamento dell'osteodistrofia uremica: dati preliminari. G Ital Nefrol 6:135
3. Hamdy NAT, Gray RES, McCloskey E, Galloway J, Rattenbury JM, Brown CB, Kanis JA (1987) Clodronate in the medical management of hyperparathyroidism. Bone [Suppl 1] 8:569–577
4. Hamdy NAT, McCloskey EV, Brown CB, Kanis JA (1990) Effects of clodronate in severe hyperparathyroid bone disease in chronic renal failure. Nephron 56:6–12
5. Hene RJ, Visser WJ, Duursma SA, Raymakers JA, De Bos Kuil RJ, Doriiout Mees EJ (1990) No effect of APD (amino hydroxypropylidene bisphosphonate) on hypercalcemia in patients with renal osteodystrophy. Bone 11:15–20
6. Juttman JR, Boorman JC, Dekam E, Visser TJ, Birkenhager JC (1981) Serum concentrations of metabolites of vitamin D in patients with chronic renal failure (CRF). Consequences for the treatment of 1 alpha-hydroxy derivatives. Clin Endocrinol 14:225–236
7. Lucas PA, Brown RC, Jones CR, Woodhead JR, Cole GA (1985) Reduced 1,25(OH)$_2$D$_3$ may be responsible for the development of hyperparathyroidism in early chronic renal failure. Proc EDTA 22:1124–1128
8. Malluche HH, Faugere M-C (1986) Atlas of mineralized bone histology. Karger, Basel New York
9. Malluche HH, Ritz E, Lange HP, Kutschera K, Hodgson M, Seiffert U, Schoppe W (1976) Bone histology in incipient and advanced renal failure. Kidney Int 9:355–362
10. Malluche HH, Faugere MC, Fanti P, Friedler RM (1987) Calcitriol, parathyroid hormone and accumulation of aluminium in bone in dogs with renal failure. J Clin Invest 79:754–761
11. Ogura Y, Kawaguchi Y, Sakai S et al. (1980) Plasma levels of vitamin D metabolites in renal diseases. Contrib Nephrol 22:18–27
12. Silver J, Russell J, Sherwood LM (1985) Regulation by vitamin D metabolites of messenger ribonucleic acid for preproparathyroid hormone in isolated bovine parathyroid cells. Proc Natl Acad Sci 82:4270–4273
13. Slatopolsky E, Gray R, Adams ND et al. (1978) Low serum levels of 1,25(OH)$_2$D$_3$ are not responsible for the development of secondary hyperparathyroidism in early renal failure. Kidney Int 14:733
14. Wilson L, Felsenfeld A, Dreszner MK, Llach F (1985) Altered divalent ion metabolism in early renal failure: role of 1,25(OH)$_2$D. Kidney Int 27:565–573

Kombinierte Therapie mit Desferrioxamin und Erythropoietin bei einer Dialysepatientin mit hochgradiger Eisenüberladung infolge Transfusionen und symptomatischer Anämie

H.-P. Brodersen, D. T. Larbig

Einleitung

Mit der terminalen Niereninsuffizienz geht meist eine hochgradige Anämie einher, die verschiedene Komponenten hat; die wichtigsten sind: die aplastische, die hämolytische und die hämorrhagische [3, 11, 15]. Die Anämie kann so ausgeprägt sein, daß Bluttransfusionen notwendig werden, die zu einer Eisenüberladung des Körpers führen können, im Extremfall zu einer sekundären Hämosiderose mit Leberschäden, Herzmuskelbeteiligung und Störungen der Immunkompetenz durch Eisenablagerung im retikuloendothelialen System (RES; [2,4, 6, 12, 26, 32]) und Diabetes mellitus. Für die toxische Wirkung werden freie Radikale verantwortlich gemacht [2]. Zur Diagnostik der Eisenüberladung wird an erster Stelle die Ferritinbestimmung im Serum herangezogen, da sich eine gute Korrelation zur Menge des gespeicherten Eisens nachweisen läßt [17]. Zur Therapie wird Desferrioxamin (DFO) eingesetzt [2, 7, 18, 26, 30–32], das in der Regel gut vertragen wird, aber selten schwere Nebenwirkungen hat [5, 7, 10, 14, 18, 28].

Unter DFO-Therapie wurden in einigen Fällen ein verminderter Transfusionsbedarf und ein Anstieg des Hämatokrit (Hkt) beobachtet [20, 22, 27, 29, 33]. Die Ursache dieses Phänomens ist noch nicht ausreichend geklärt. Es ist umstritten, ob allein die Entfernung von Aluminium für den Hkt-Anstieg verantwortlich ist. DFO wird nämlich auch zur Diagnostik und Therapie von aluminiumbedingten ossären und zerebralen Schäden eingesetzt [1, 7, 15, 23, 28, 29, 33, 34]. Aluminium kann zu einer Progression einer vorbestehenden Anämie und auch zur verminderten Ansprechbarkeit der Hämatopoese auf Erythropoietin (EPO) beitragen [9, 13, 16, 21, 24, 25].

Im folgenden berichten wir über eine Patientin, die zunächst DFO wegen einer Eisenüberladung erhielt und dann überlappend mit rekombinantem EPO therapiert wurde. Über eine derartige Kombinationsbehandlung ist unseres Wissens bislang nicht berichtet worden. Anhand dieses Falles sollen verschiedene Aspekte der Anämie, des Eisenstoffwechsels, der Immunkompetenz und der DFO- sowie EPO-Therapie diskutiert werden.

Kasuistik

Der 71 Jahre alten Patientin mit einer präterminalen Niereninsuffizienz und normochromen Anämie (Hkt = 27%, Hb-Gehalt des einzelnen Erythrozyten: HbE 32 pg) wurde am 12. 03. 1986 eine Ciminofistel angelegt. Am 07. 05. 1986 wurde eine Perikarditis diagnostiziert und die Patienten zunächst täglich, später 3mal pro Woche mit der Hämodialyse behandelt. Der Shunt thrombosierte, und es wurde über einen zentralen Venenkatheter (ZVK) dialysiert, dessen Spitze mit Staphylococcus epidermidis (St. ep.) infiziert wurde und deswegen gewechselt werden mußte. Es erfolgte eine Shunt-Revision, die über längere Zeit erfolgreich war. Zwischenzeitlich war es durch die Operation und die partiellen und kompletten Koagulationen des Dialyseschlauchsystems bei Minimalheparinisierung zu einer Verstärkung der Anämie gekommen (Hkt < 20%). Der Serumeinsenspiegel war über den gesamten Verlauf im Normbereich, der HbE über 30 pg. Wegen häufiger orthostatischer Dysregulationen mit rezidivierenden Kollapszuständen aufgrund der hochgradigen Anämie mußten Erythrozyten- konzentrate transfundiert werden. Darunter stieg der Ferritinspiegel von zunächst 125 auf 3683 ng/ml an (September 1987). Zwischen April 1987 und März 1988 wurden 9 Shuntrevisio- nen bzw. -anlagen notwendig. Es wurden immer wieder Shealdon-Katheter für die Hämodialy- se benötigt, von denen in 4 Fällen die Spitze infiziert war (3mal St. ep., 1mal St. aureus). In einem Fall bestand Fieber und Leukozytose, so daß eine antibiotische Therapie durchgeführt wurde. Schließlich bestand wieder ein funktionstüchtiger Shunt (26. 10. 1988), der aber noch keinen ausreichenden Blutfluß gewährte. Überbrückend wurde ein Vorhofkatheter gelegt. Aufgrund der Erfahrungen mit einer DFO-Behandlung bei 3 Patientinnen mit einer leberbioptisch und z. T. auch knochenmarkbioptisch gesicherten Hämosiderose wegen multipler Transfusionen und DFO-bedingter Besserung der Anämie (in 2 Fällen war eine weitere Transfusionsbehandlung unnötig, in einem Fall nahm die Transfusionsfrequenz ab) wurde auch bei dieser Patientin eine DFO-Behandlung mit zunächst 1mal 1,5 g/Woche, später dann 2- bis 3mal 1,5 g/Woche im Perfusor während der gesamten Dialysedauer begonnen. Unter dem hohen Transfusionsbedarf von bis zu 7 Erythrozytenkonzentraten pro Monat und den gehäuften Infekten – wenn man die positiven Katheterbefunde nachträglich so werten darf – erfolgte ein Anstieg des Ferritins von bis zu maximal 5500 ng/ml im Mai 1988. Unter der intensivierten DFO-Therapie verringerte sich dann der Transfusionsbedarf, Infekte wurden nicht mehr registriert. Der Ferritinsiegel fiel auf 3029 ng/ml ab (September 1988). Die Kollapsneigung wurde geringer. Am 30. 09. 1988 wurde zusätzlich eine i.v.-EPO-Therapie begonnen mit zunächst 4000 E/Hämodialyse. Am 05. 12. 1988 war das Ferritin unter der kombinierten Therapie auf 1341 ng/ml abgefallen, der Hkt auf 30% angestiegen, so daß die DFO-Therapie beendet wurde (19. 12. 1988). Die EPO-Behandlung konnte über 4000 E/ Hämodialyse auf 3000 und später 2000 E reduziert werden.

Zwischenzeitlich stieg das Ferritin unter einer Infektion des Vorhofkatheters mit Akineto- bacter lwoffi vorübergehend an (1881 ng/ml im März 1989), der Hkt fiel vorübergehend von 36 auf 30% ab. Nach antibiotischer Behandlung und Weiterführung der EPO-Therapie stellte sich im September 1989 der Hkt bei 33% und der Ferritinwert bei 400 ng/ml ein.

Diskussion

Im hier berichteten Fall ist aus historischen Gründen – rekombinantes EPO war damals noch nicht frei erhältlich – wegen einer Eisenüberladung und einer progredienten Anämie mit DFO therapiert worden. Wir haben an dieser Patientin wie auch an 3 vorher behandelten festgestellt, daß der Transfusionsbedarf durch die DFO-Therapie alleine absank. Korrelierend dazu fielen auf längere Sicht auch die Ferritinwerte ab, nachdem sie zunächst unter DFO noch weiter angestiegen waren. Ähnliche Beobachtungen wurden von mehreren Autoren publiziert [9, 13, 20, 21, 22, 27, 29, 33]. Überwiegend ist dieses Phänomen allein auf die Entfernung

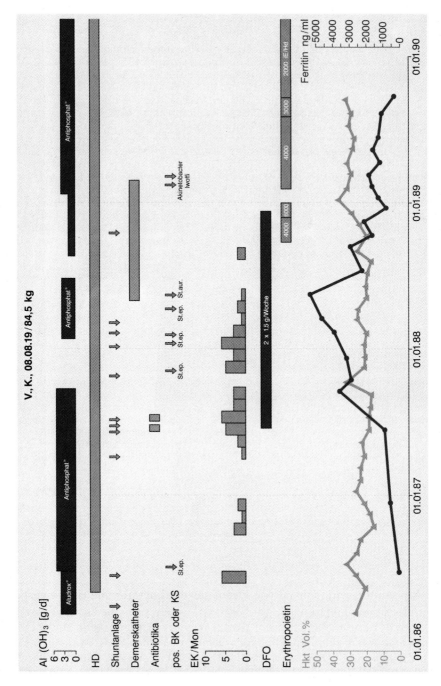

Abb. 1. Klinischer Verlauf der Patientin (V. K., 08. 08. 19; 84,5 kg). *HD* Hämodialyse; *pos.* positive; *BK* Blutkultur; *KS* Katheterspitze; *EK* Erythrozytenkonzentrate; *Mon* Monat; *DFO* Desferrioxamin; *Hkt* Hämatokrit; *St. ep.* Staphylococcus epidermis; *St. aur.* Staphylococcus aureus

des Aluminiums zurückgeführt worden. Da aber in einigen Fällen allenfalls geringfügige Zeichen der Aluminiumintoxikation (normochrome Anämie und soweit gemessen Aluminiumspiegel unter 100 ng/ml) vorgelegen hatten, befriedigt diese Erklärung nicht. Es stellt sich die Frage, ob nicht bei der sich ähnelnden Toxizität von Aluminium und Eisen sowie der Kopräzipitation beider Metallionen [7] eine Eisenüberladung zusätzlich eine Rolle spielen kann, wie dies auch schon von Spiegel et al. [29] diskutiert wurde. Bei der hier berichteten Patientin wurden keine Aluminiumspiegel bestimmt. Die Dosis der Phosphatbinder wechselte, so daß eine Gesamtmenge nicht sicher angegeben werden kann. Wenn man davon ausgeht, daß hochgradig progrediente Anämien, die auf Aluminiumtoxikation zurückgehen, in der Regel mikrozytär sind [15], so hat offenbar bei einigen der publizierten Fälle [20, 21, 22, 27] und dem hier berichteten keine höhergradige Aluminiumintoxikation vorgelegen. Möglicherweise spielt zusätzlich in einigen Fällen eine Eisenüberladung eine Rolle. Es ist gelegentlich berichtet worden, daß bei Eisenüberladung die Antwort der Hämatopoese auf EPO vermindert ist.

Auffällig ist eine gehäufte Anzahl von Infektionen im ersten Halbjahr 1988, unter denen der Ferritinspiegel über 3000 ng/ml anstieg. Auch die hohe Zahl von Shuntrevisionen ist möglicherweise durch die Infektionen bedingt und hat andererseits durch die Notwendigkeit eines ZVK diese begünstigt. Dieser Zusammenhang ist von mehreren Autoren betont worden [4, 6, 19, 26, 32].

Da Infektionen und sogar Bakteriämien bei Patienten mit terminaler Niereninsuffizienz (TNI) schleichend verlaufen können [8], werden sie häufig nicht konsequent genug beachtet und therapiert. Auch im vorliegenden Falle sind lediglich 3 von 6 Episoden, bei denen positive Befunde an Katheterspitzen gefunden wurden, antibiotisch behandelt worden. Es ist somit möglich, daß die Infekte zu der Progredienz der Anämie beigetragen haben und letztlich auch zur Ferritinerhöhung [4], so daß ein Circulus vitiosus entstanden ist. Dieser wurde partiell durch konsequente Antibiotikagabe und DFO-Therapie, komplett erst durch den zusätzlichen Einsatz von EPO durchbrochen. Auffällig sind der erneute Ferritinanstieg unter alleiniger EPO-Therapie und der Abfall des Hkt unter der Bakteriämie mit Akinetobacter.

Schlußfolgerung

In Fällen einer rasch progredienten, symptomatischen Anämie mit Eisenüberladung oder gar Hämosiderose, in denen die alleinige EPO-Therapie nicht ausreichend wirksam ist, wird anhand von Daten aus der Literatur und eines eigenen Falles der Versuch mit einer zusätzlichen Gabe von DFO empfohlen. Bei mangelnder Ansprechbarkeit der EPO-Therapie ist zunächst an Infekte, einen Eisenmangel, einen okkulten Blutverlust, eine Aluminiumintoxikation oder möglicherweise auch an sekundären Hyperparathyreoidismus zu denken. Eine Eisenüberladung sollte zusätzlich erwogen und das Ferritin bestimmt werden. Dies gilt insbesondere in der Kombination mit Infekten, bei denen eine konsequente antibiotische Behandlung auch dann erfolgen sollte, wenn nicht alle klassischen Kriterien einer Infektion erfüllt sind.

Literatur

1. Abreo K (1988) Use of deferoxamine in the treatment of aluminium overload in dialysis patients. Semin Dial 1:55–61
2. Andres J (1983) Transfusinsbedingte Hypersiderose bei aplastischer Anämiepathophysiologische und therapeutische Aspekte. Z Ges Inn Med 38:81–83
3. Baldus M, Brass H (1990) Erythropoietin – ein neues Prinzip in der Behandlung der renalen Anämie. Nieren Hochdruckkrankh 19:170–177
4. Begemann H (1982) Praktische Hämatologie. Thieme, Stuttgart, S 103
5. Boelaert JR, Roost GF van, Vergauwe PL, Verbanck JJ, de Vroey Ch, Segaert MF (1988) The role of desferrioxamine in dialysis-associated mucormycosis: report of three cases and review of the literature. Clin Nephrol 29:261–266
6. Boelaert JR, Daneels RF, Schurgers ML, Matthys EG, Gordts BZ, Landuyt HW van (1990) Iron overload in hemodialysis patients increases the risk of bacteriaemia: a prospective study. Nephrol Dial Transplant 5:130–134
7. Bommer J, Waldherr R, Wieser PH, Ritz E (1985) Kopräzipitation von Aluminium und Eisen bei Dialysepatienten – mögliche pathogenetische Bedeutung? Nieren Hochdruckkrankh 14:104–107
8. Brodersen H-P, Beckers B, Hoyme H, Larbig D (1988) Bakteriämien bei Patienten mit verschiedenen Formen des Nierenversagens. Nieren Hochdruckkrankh 17:315–320
9. Casati S, Castelnovo C, Campise M, Ponticelli C (1990) Aluminium Interference in the Treatment of Hemodialysis Patients with recombinant human Erythropoietin. Nephrol Dial Transplant 5:441–443
10. Cases A, Kelly J, Sabater J, Campistol JM, Torras A, Montoliu J, López I, Revert L (1988) Acute visual and auditory neurotoxicity in patients with end-stage renal disease receiving desferrioxamine. Clin Nephrol 29:176–178
11. Eschbach JW, Adamson JW (1985) Anemia of end-stage renal disease (ESRD). Kidney Int 28:1–5
12. Flament J, Goldman M, Waterlot Y, Dupont E, Wybran E, Vanherweghem J-L (1986) Impairment of phagocyte oxidative metabolism in hemodialyzed patients with iron overload. Clin Nephrol 25:227–230
13. Grützmacher P, Ehmer B, Kulbe KD, Messinger D, Scigalla P (1989) Bedeutung der Aluminiumüberladung für die Ansprechbarkeit des Knochenmarks auf rekombinantes Erythropoietin. In: Gurland HJ, Koch KM, Schoeppe W, Scigalla P (Hrsg) Innovative Aspekte der klinischen Medizin. Springer, Berlin Heidelberg New York Tokyo, S 95–103
14. Hamdy NAT, Andrew SM, Shortland JR, Boletis J, Raftery AT, Kanis JA, Brown CB (1989) Fatal cardiac zygomycosis in a renal transplant patient treated with desferroxamine. Nephrol Dial Transplant 4:911–913
15. Kaiser L, Schwartz KA (1985) Aluminium-induced anemia. Am J Kidn Dis 6:348–352
16. Losekann A, Urena P, Khiraoui F, Casadevall N, Zins B, Bererhi L, Zingraff J, Bourdon R, Drüeke T (1990) Aluminium intoxication in the rat produces partial resistance to the effect of recombinant human erythropoietin. Nephrol Dial Transplant 5:258–263
17. Milman N, Strandberg Pedersen N, Visfeldt J (1984) Serum gerritin in patients on regular peritoneal and hemodialysis treatment: relation to marrow hemosiderin stones. Dan Med Bull 31:245–248
18. Mossey RT, Wielopolski L, Bellucci AG, Wilkes BM, Chandra M (1988) Reduction in liver iron in hemodialysis patients with transfusional iron overload by deferoxamine mesylate. AM J Kidn Dis 40–44
19. Muirhead M, Hodsman AB (1990) Occult infection and resistance of anaemia to rHuEpo therapy in renal failure. Nephrol Dial Transplant 5:232–234
20. O'Brien AAJ, Moore DP, Keogh JAB (1977) The response of the normochromic normocytic anaemia of chronic renal failure to desferrioxamine. Ir J Med Sci 156:236–237
21. Padovese P, Gallieni M, Galmozzi C, Brancaccio D (1990) Desferrioxamine versus erytropoietin for treatment of dialysis anaemia. Lancet I:1465

22. Praga M, Andres A, de la Serna J, Ruilope LM, Nieto J, Estenoz J, Millet VG, Arnaiz F, Rodicio JL (1987) Improvement of anaemia with desferrioxamine in dialysis patients. Nephrol Dial Transplant 2:243–247
23. Roodhooft AM, Vyver FL van de, D'Haese PC, Acker KJ van, Visser WJ, Broe ME de, (1987) Aluminium accumulation in children on chronic dialysis: predictive value of serum aluminium levels and desferrioxamine infusion test. Clin Nephrol 28:125–129
24. Rosenlöf K, Fyrquist F, Tenhunen R (1990) Erythropoietin, aluminium, and anaemia in patients on hemodialysis. Lancet I:247–249
25. Scigalla P, Ehmer B, Woll E-M, WieczorekL (1990) Zur individuellen Ansprechbarkeit terminal niereninsuffizienter Patienten auf die rh-Epo-Therapie. Nieren Hochdruck-krankh 19:178–183
26. Seifert A, Herrath D van, Schaefer K (1987) Iron overload, but not treatment with desferrioxamine favors the development of septicaemia in patients on maintenance hemodialysis. Q J Med 248:1015–1024
27. De la Serna F-J, Praga M, Gilsanz F, Rodicio J-L, Ruilope L-M, Alcazar J-M (1988) Improvement in the erythropoiesis of chronic hemodialysis patients with desferrioxamine. Lancet I:1009–1014
28. Sherrard DJ, Walker JV, Boykin JL (1988) Precipitation of dialysis dementia by desferrioxamine treatment of aluminium-related bone disease. Am J Kidn Dis 12:126–130
29. Spiegel P, Delling G, Gessler U (1985) Mögliche Interaktion von Eisen und Aluminium bei der renalen Anämie bilateral nephrektomierter Patienten unter Langzeitdialyse. Nieren Hochdruckkrankh 14:129–133
30. Stielman J, Schulman G, Fosburg M, Lazarus JM, Hakim RM (1989) Kinetics and efficacy of deferoxamine in iron-overloaded hemodialysis patients. Kidney Int 36:1125–1132
31. Stremmel W, Niederau C, Strohmeyer G (1988) Therapie der Hämochromatose. Dtsch Wochenschr 113:1648–1650
32. Tielemanns CL, Lenclud CM, Wens R, Collart FE, Dratwa M (1989) Critical role of iron overload in the increased susceptibility of hemodialysis patients to bacterial infections. Beneficial effect of desferrioxamine. Nephrol Dial Transplant 4:883–887
33. Tielemanns C, Collart F, Wens R, Smeyers-Verbeeke J, Hoof I van, Dratwa M, Verbeelen D (1985) Improvement of anaemia with deferoxamine in hemodialysis patients with aluminium-induced bone disease. Clin Nephrol 24:237–241
34. Winterberg B, Lison AE, Bertram HP, Spieker C, Kellinghaus H, Zumkley H (1984) Aluminium intoxication. Treatment with desferrioxamine. Trace Elem Med 1:111–114